全国医药中等职业教育护理类专业“十二五”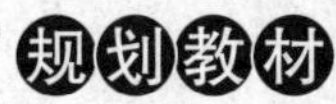

护理心理学

主　编　田仁礼　周树林

中国医药科技出版社

内容提要

本书是全国医药中等职业教育护理类专业“十二五”规划教材之一，依照教育部教育发展规划纲要等相关文件要求，紧密结合护士执业资格考试特点，根据《护理心理学》教学大纲的基本要求和课程特点编写而成。

全书分为八个单元，分别介绍了护理心理学的性质、对象、范围以及发展的历史、心理学基础知识、心理健康、心理应激与心理心理危机干预、心理评估、咨询与治疗、心理护理、临床病人的心理护理、护士职业心理素质及其培养等。在内容和结构创新的同时，形式上也进行了创新，设计了“要点导航”、“案例分析”、“知识链接”、“课后练习”、“单元小结”等内容。

本书适合医药卫生中等职业教育相同层次不同办学形式教学使用，也可作为医药行业培训和自学用书。

图书在版编目（CIP）数据

护理心理学/田仁礼，周树林主编.——北京：中国医药科技出版社，2013.8

全国医药中等职业教育护理类专业“十二五”规划教材

ISBN 978-7-5067-6200-7

Ⅰ.①护… Ⅱ.①田… ②周… Ⅲ.①护理学-医学心理学-中等专业学校-教材 Ⅳ.①R471

中国版本图书馆CIP数据核字（2013）第116371号

美术编辑 陈君杞

版式设计 郭小平

出版 中国医药科技出版社

地址 北京市海淀区文慧园北路甲22号

邮编 100082

电话 发行：010-62227427 邮购：010-62236938

网址 www.cmstp.com

规格 787×1092mm 1/16

印张 11 1/4

字数 203千字

版次 2013年8月第1版

印次 2013年8月第1次印刷

印刷 北京市密东印刷有限公司

经销 全国各地新华书店

书号 ISBN 978-7-5067-6200-7

定价 24.00元

全国医药中等职业教育护理类专业“十二五”规划教材建设委员会

主任委员 刘贞明（山东省莱阳卫生学校）

副主任委员 （按姓氏笔画排序）

尤　康（成都大学中职部）

毛如君（天水市卫生学校）

李智成（山东省青岛卫生学校）

邵兴明（重庆市医科学校）

郑明金（山东省青岛第二卫生学校）

钟　海（四川护理职业学院）

符史干（海南省卫生学校）

颜　勇（毕节市卫生学校）

委　　员 （按姓氏笔画排序）

于全勇（山东省莱阳卫生学校）

文宇祥（重庆市医科学校）

王建鹏（四川护理职业学院）

刘忠立（山东省青岛卫生学校）

吴文敏（成都大学中职部）

沈　珣（贵州省人民医院护士学校）

陈天泉（天水市卫生学校）

姜瑞涛（山东省青岛第二卫生学校）

常平福（定西市卫生学校）

黎　梅（毕节市卫生学校）

秘 书 长 吴少祯（中国医药科技出版社）

办 公 室 浩云涛（中国医药科技出版社）

赵燕宜（中国医药科技出版社）

顾　　问 陈锦治（中华预防医学会公共卫生教育学会职教分会）

编委会 《护理心理学》

主　编　田仁礼　周树林

副主编　向秀清　刘向京

编　者　（以姓氏笔画为序）

卢永菲（山东省莱阳卫生学校）

田仁礼（山东省莱阳卫生学校）

向秀清（四川护理职业学院）

刘向京（天水市卫生学校）

孙士梅（山东省青岛卫生学校）

周树林（毕节市卫生学校）

韩　天（重庆市医科学校）

编写说明

随着《国家中长期教育改革发展纲要(2010～2020年)》的颁布和实施,职业教育更加强调内涵建设，职业教育院校办学进入了以人才培养为中心的结构优化和特色办学的时代。为了落实国家职业教育人才培养的“德育优先、能力为重、全面发展”的教育战略需要，主动加强教育优化和能力建设，实现医药中职教育人才培养的主动性和创造性，由专业教育向“素质教育”和“能力培养”方向转变，培养护理专业领域继承和创新的应用型、复合型、技能型人才已成为必然。为了适应新时期护理专业人才培养的要求，过去使用的大部分中职护理教材已不能适应素质教育、特色教育和创新技能型人才培养的需要，距离以“面向临床、素质为主、应用为先、全面发展”的人才培养目标越来越远，所以动态更新专业、课程和教材，改革创新办学模式已势在必行。

而当前中职教育的特点集中表现在：①学生文化基础薄弱，入学年龄偏小，需要教师给予多方面的指导；②学生对于职业方向感的认知比较浅显。鉴于以上特点，全国医药中等职业教育护理类专业“十二五”规划教材建设委员会组织建设本套以实际应用为特色的、切合新一轮教学改革专业调整方案和新版护士执业资格考试大纲要求的“十二五”规划教材。本套教材定位为：①贴近学生，形式活泼，语言清晰，浅显易懂；②贴近教学，使用方便，与授课模式接近；③贴近护考，贴近临床，按照实际需要编写，强调操作技能。

本套教材，编写过程中还聘请了负责护士执业资格考试的国家卫生和计划生育委员会人才交流服务中心专家做指导，涵盖了护理类专业教学的所有重点核心课程和若干选修课程，可供护理及其相关专业教学使用。由于编写时间有限，疏漏之处欢迎广大读者特别是各院校师生提出宝贵意见。

全国医药中等职业教育护理类专业

“十二五”规划教材建设委员会

2013年6月

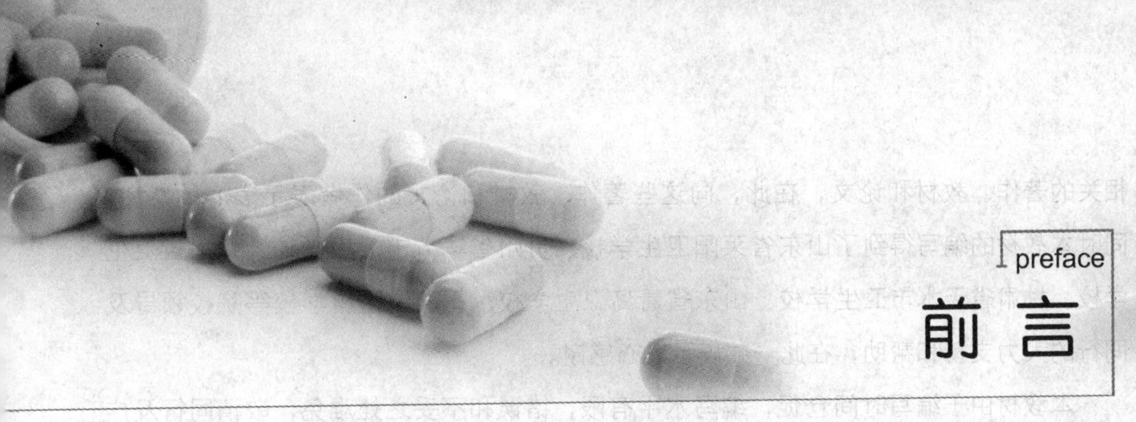

preface

前言

《护理心理学》是全国医药中等职业教育护理类专业“十二五”规划教材之一，供中等卫生职业教育护理类专业使用，由全国医药中等职业教育护理类专业“十二五”规划教材建设委员会组织编写。

护理心理学是运用心理学的理论，研究护理人员和护理对象在护理情境下的心理现象及其心理活动规律、特点，解决护理实践中护理人员和护理对象的心理问题，以实施最佳护理的一门应用学科。在新的医学护理模式中，心理护理已是整体护理的重要组成部分。中等护理职业教育的培养目标，整体护理观念和技术的发展，既对护理心理学提出了新的要求，也为护理心理学的完善和发展奠定了基础。因而，《护理心理学》的编写遵循以服务为宗旨、以就业为导向、以岗位需求为目标的指导思想，以现行教学大纲为统领，强调解决实际问题，提高应用能力，坚持“贴近学生、贴近岗位、贴近社会”的基本原则。在认真分析甄别已经出版的多种版本《护理心理学》的基础上，从分析护理专业课程、护理职业需要和护士执业资格考试对《护理心理学》知识的需求入手，大胆改革教材内容，整体优化学科知识结构，注意教材内容与职业准入的有效衔接，理论阐述体现护理专业的特点，内容更加实用，力求理论知识与实际岗位应用“零距离”对接，体现“实用为本，够用为度”的基本理念，注重思想性、科学性、先进性、启发性和适用性相结合，以培养技能型、服务型护理专业技术人才。教材在内容和结构创新的同时，形式上也进行了创新，设计了“要点导航”、“案例分析”、“知识链接”、“课后练习”、“单元小结”等内容。

教材编写分工如下：田仁礼编写第一单元绪论；孙士梅编写第二单元心理学基础知识、第三单元心理健康；周树林编写第四单元心理应激、心理危机干预；卢永菲编写第五单元心理评估、咨询与治疗（包括实训指导部分的编写整理）；韩天编写第六单元心理护理；向秀清编写第七单元临床患者的心理护理；刘向京编写第八单元护士职业心理素质及其培养。

教材编写过程中，编写人员认真负责，参考了本专业许多专家、学者及国内同仁相关的著作、教材和论文，在此，向这些著作、教材和论文的作者表示衷心的感谢！同时本教材的编写得到了山东省莱阳卫生学校、贵州省毕节市卫生学校、四川省卫生学校、甘肃省天水市卫生学校、山东省青岛卫生学校、重庆市医科学校等院校领导及同行的大力支持和帮助，在此一并表示衷心感谢。

本教材由于编写时间仓促，编写水平有限，错误和不妥之处难免，敬请同行及广大读者不吝赐教，提出宝贵意见，以使教材修订和再版时内容更加完善、质量能够进一步提高。

编　者

2013 年 4 月

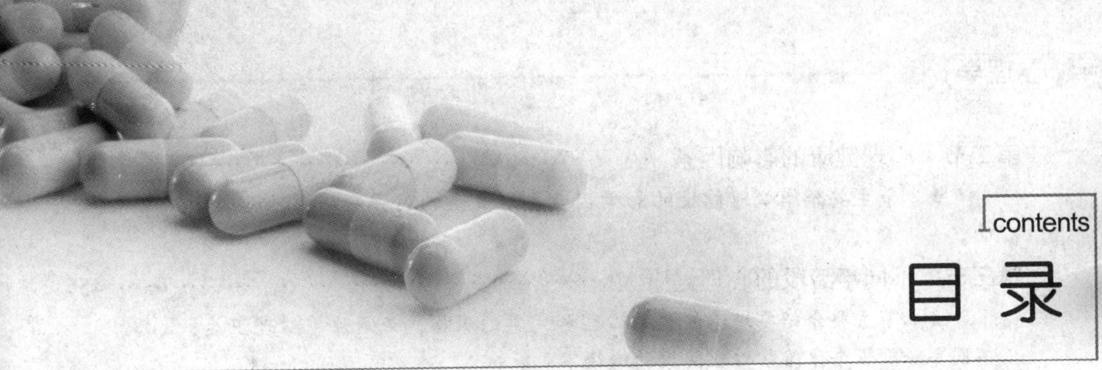

contents

目录

绪　论

要点导航

1. 掌握护理心理学的概念。
2. 熟悉护理心理学的研究对象和范围。
3. 了解护理心理学的发展历史。
4. 掌握护理心理学的研究方法。
5. 了解学习护理心理学的意义。

护理学与护理专业的形成、发展与人类社会文化科学的进步息息相关。随着医学模式的转变，护理实践的发展，教育水平的提高，护理理论研究的深入，护理服务范围的拓展，护理心理学作为一门介于护理学和心理学之间的交叉应用科学应运而生。这是现代医学与护理学发展的需要，是心理学理论与技能在护理实践中的应用与发展。其目的是利用心理学的理论与方法，研究解决护理实践中的心理学问题。

第一节　护理心理学的概念、研究对象与范围

一、护理心理学的概念

护理心理学（nursing psychology）是运用心理学的理论，研究护理人员和护理对象在护理情境下的心理现象及其规律、特点，解决护理实践中护理人员和护理对象的心理问题，以实施最佳护理的一门应用学科。

理解和掌握护理心理学的概念，应明白以下几个问题。

1. 注重护理情境与个体心理之间的相互作用　护理心理学研究个体心理活动的规律，必须要注重护理情境与个体心理的相互作用。如既要了解患者个体心理如何受护理情境中其他人或团队的影响，也要了解患者个体心理对护理情境中其他人或团队的影响。

2. 注重不同的护理情境对个体心理活动的影响　不同的护理情境对个体心理活动的影响也是不同的。如急诊救治的情境，当因病而恐慌的患者个体感受到医疗环境井然有序，医护人员镇定自若、医术精湛娴熟，患者就会缓解恐慌、紧张焦虑的情绪，

而产生正性的利于康复的心理活动。反之，如果患者个体面对的是杂乱无序的环境，医护人员惊慌失措、手忙脚乱的救护，患者恐慌、紧张的情绪就会加剧，产生负性的可能导致病情恶化的心理活动。

3. 注重个体内在心理因素的差异对个体心理活动的影响 护理心理学在重视护理情境对个体心理活动影响的同时，也强调个体内在心理因素的作用。在相同的护理情境下，个体内在心理因素的不同则会产生不同的心理反应。个体内在心理因素指的是人格倾向性和人格心理特征，如信念、人生观、气质、性格等。

二、护理心理学的研究对象

护理心理学的研究对象是护理工作中的心理问题，包括护理对象和护理人员两个方面，其中护理对象又包括患者、亚健康状态的人和健康人。

（一）护理对象

1. 患者

（1）研究患者心理因素对健康的作用，生理与心理因素之间的相互影响，以及疾病对其心理的影响。

（2）研究患者普遍的心理反应和不同年龄阶段、不同疾病阶段的心理特点。

（3）研究一般病症和特殊病症的心理特点及心理护理方法。

2. 亚健康状态的人 研究健康状况受到潜在因素威胁的亚健康状态的人，如社会文化因素、环境因素、人格因素、情绪因素、不良行为方式等潜在因素对健康的影响。

3. 健康人 研究正常的心理活动、健康的心理行为、应激的应对方式及其对健康的维护和促进作用。

（二）护理人员

研究护理人员的心理特质的培养，良好职业素质的塑造和养成，护理人员的心理活动对护理对象积极和消极的影响，以及如何维护和促进护理人员的心身健康等。

三、护理心理学的研究范围

护理心理学研究的基本范围主要涉及理论和实际应用两个方面。

（一）理论方面

从理论上探讨在特定的护理情境下，护患的角色行为、人格心理特征等发生、发展及变化的规律。护理心理学注重实用性，研究的目的是要为实际工作服务。因此，要建立完整的护理心理学的理论体系，而不是简单重复医学心理学、护理学已有的研究；同时要研究护理领域的心理护理规范化应用模式。

（二）实际应用方面

实际应用方面是指将护理心理学的理论研究成果运用于护理的实践工作之中，为人们健康提供服务。这部分研究范围包括了以下几个主要方面：①培养护理心理学方面的专业人才，为临床护理工作提供高素质的人力资源；②研究护士职业角色化的心理特点和相关理论，建立护士人才选拔的心理学标准，为选拔、培养和任用护士提供理论依据；③研究心理护理的科学方法和可操作的心理护理的规范化模式，用以指导临床心理护理工作的正确实施；④用客观评定患者心理状态的量化测评工具，来研究护理对象的一般和特殊的心理特点，为心理护理提供科学依据；⑤用心理学的原理和方法，研究护理活动过程中的各种复杂人际关系的处理方式，以指导护士在护理过程中主导护患关系的方法和技巧，帮助护士调控患者之间以及患者和家属之间的人际关系；⑥研究并提供能预防患者发生心理危机的干预措施和有助于患者身心康复的有效对策；⑦研究能促进护士职业心理素质优化的有效对策，提高护士人才培养的成功率、优良率，给教育管理部门提供指导和咨询服务。

第二节　护理心理学的发展概况

护理心理学的产生、发展与临床护理工作模式的转变和护理教育体系的改革密切相关。以下简单介绍国内外护理心理学的发展概况。

一、国外护理心理学发展概况

随着全球化护理教育层次的提高和培养目标的发展，近半个世纪以来高等护理教育在发达国家普及，在世界各地相继迅速开展，显著拓展了护士的知识结构和社会职能，特别是由于医学模式的转变和以人的健康为中心的整体护理观的确立，国外在护理心理学的理论和实践方面取得了新进展，表现出以下 4 个方面的特点。

1. 心身统一的整体护理新医学护理学模式　新的医学护理学模式要求护理工作的内容不再是单纯的疾病护理，而是以人的健康为中心的整体护理。把“生物学的患者”与“社会、心理学的患者”视为一个整体；把患者与社会及其生存的整个外环境视为一个整体；把患者从入院到出院视为一个连续的整体；注重对人的研究，进一步认识心理、精神、社会状况和文化对患者病情转归和健康的影响，从而帮助患者最大限度地达到生理与心理、社会的平衡和适应。

2. 心理学融入护理理论和实践　欧美发达国家和地区为了提高护士职业心理素质，在逐步普及高等护理教育的同时，根据现代护理人才的培养目标对专业教育的课程设置进行了大幅度的调整，重新构建护理人才的知识结构。特别强调护士应具有丰富的包括心理学在内的人文科学知识，在课程设置中着重增加了心理学课程的比例。比如美国四年制专科护理教育课程体制中有近百学时的心理学课程内容，包括普通心理学、生理心理学、社会心理学、变态心理学、临床心理治疗学等，培训中特别强调治疗性沟通对患者心身康复的重要性及护理的沟通技能训练。英国的三年制护理教育加强了心理学、交谈与安慰艺术等课程的教学。法国的护理专业课程中，加入了心理学、社会医学、行为学等知识。澳大利亚悉尼大学护理学院的本科教育设置了行为科学和人际沟通的内容。全球性护理教育培养目标明确提出“在医学护理模式的变革时代，护士学校尤应注意进行职业心理素质方面的哲理教育。”因此，护理心理学在护理教育的课程体制中地位越来越重要。

3. 运用心理疗法开展临床护理 将心理疗法应用于临床心理护理实践，成为国外护理心理学研究的一个重要特点。护理心理学作为临床整体护理的核心内容，研究临床护理工作中以个性化护理、程序化护理、文化护理或宗教护理等多种形式，在建立良好的护患沟通中，将心理疗法应用于临床心理护理实践中，将心理疗法中的“音乐疗法”、“松弛训练法”、“认知—行为疗法”、“森田疗法”等应用在护理工作中，关注护理对象的生理、心理和社会模式上的健康。在融洽的护患关系基础上，解决患者生理、心理和社会模式上的问题。

4. 开展量性和质性研究 量性研究是国外护理心理学常用的主要研究方法，是通过数字资料来研究现象的因果关系即患者及其家属和护士自身的心理特点，认为获得数字的研究可达到测量精确，能较客观地描述问题和现象，同时用统计学方法分析资料并设立对照组来减少甚至避免研究中的偏差。量性研究的目的是预测和控制，适合心理危机干预策略和心理护理效果评价。此外，近年来国外越来越广泛地将质性研究应用于心理护理理论和实践研究。质性研究是研究者凭借研究对象的主观资料和研究者进入当事人的处境中参与分析资料，找出人类生活过程中不同层次的共同特性和内涵，用文字描述报告结果。其研究目的是描述和理解，是用系统的、互动的、主观的方法来描述生活经验和赋予一定的意义。强调对研究对象有重要意义的观点和事实，而不是对研究者有重要意义的结果。例如：对临终关怀进行研究的目的主要在于理解临终者的看法和观点，而不是护士或其他医务工作者所认为的患者临终前的需要。它探索现象的深度、丰富性和复杂性，指导护理实践，有助于护理心理学理论的发展以建立护理心理知识，提高了护理心理学的科学性和实践价值，对学科发展起到了极大的推动作用。

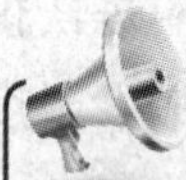

知识链接

百花争艳的心理学学派

1879年以来，整个心理学界出现了过去从未有过的热烈的学术研讨的繁荣局面。而贯穿心理学百年史的主干线，就是十大学派形成发展的历史。这十大学派是：内容心理学派、意动心理学派、构造主义心理学派、机能主义心理学派、行为主义心理学派、格式塔心理学派、精神分析心理学派、日内瓦学派、人本主义心理学派和认知心理学派。当代心理学基本理论的主体，也主要是博采十大学派学说之长处，汲取它们合理的、有价值的部分而形成的。如今我们学习的任何一本心理学教材，其内容实际上都是对十大学派的精华部分进行汇集的结果，是十大学派学说的主要结晶。其中的主体理论、概念和规则几乎都可以溯源到十大学派。

二、我国护理心理学发展概况

1. 我国心理学与护理心理学发展的历史沿革　1917 年北京大学开设心理学课程，首次建立心理学实验室，标志着我国现代心理学进入科学的时代。1920 年南京高师建立第一个心理学系。1921 年中华心理学会在南京正式成立。1922 年我国第一本心理学的杂志《心理》出版。建国后，仅有少数医院有专职的医学心理学人员从事心理诊断和心理治疗工作。直到 1958 年中国科学院心理研究所成立了“医学心理学组”，针对当时众多的神经衰弱患者开展以心理治疗为主的综合快速治疗获得了显著疗效。但在“十年动乱”中，心理学受到重创。1978 年改革开放后，医学心理学在全国各地陆续开展起来。自 1981 年我国学者刘素珍撰文提出“应当建立和研究护理心理学”以来，护理心理学的研究才开始逐步深入，其科学性以及在临床护理工作中的重要性得到人们的普遍认识和接受，并得到学术界及卫生管理部门的高度重视。

2. 学科建设日趋成熟和完善　我国大专院校各层次护理教育中逐步增加护理心理学内容，并由最初的知识讲座很快过渡为相关专业的必修课程。同时，国内举办了各种不同类型的护理心理学研讨会和学习班；各护理期刊开设心理护理栏目，刊登具有指导意义的学术文章；护理心理学教材及学术专著陆续出版，各院校自编教材更是多种多样，为护理心理学的普及及专业教学提供了基本保障。经过多年努力，一支心理学理论基础扎实、临床实践经验丰富、科研学术水平较高的专业人才队伍业已初步形成。1995 年 11 月，中国心理卫生协会护理心理专业委员会在北京成立，护理心理学领域有了国内最高层次的学术机构，这标志着我国护理心理学的学科建设步入了新的发展时期。1991 年出版发行的高校医卫类教材——《医学心理学》，将护理心理学归为医学心理学的一个分支学科。1996 年在高等教育护理专业教材编审委员会上《护理心理学》被列为独立编写的专门教材，并于 1998 年出版发行。护理心理学作为一门具有心理学本质属性、应用于护理实践领域的新兴独立学科，随着人类健康事业的发展，在进一步确立学科发展目标、构建独特理论体系、探索临床应用模式的过程中逐步走向成熟。此后以《护理心理学》命名的教材大量涌现，适用于不同学历层次的护理专业。

3. 与国际接轨，广泛开展护理心理科研活动　随着全球医学模式的转变，责任制护理应运而生，逐渐发展并推广开来。所谓责任制护理，就是责任护士对其所护理的患者做到全面负责，即从生理、心理与社会诸方面进行全面护理。因责任制护理的引入，护理心理学的地位和作用日益突出。近年来，广大临床护士开展护理心理学科研活动的积极性日益增高，许多护士通过继续教育途径，较系统地学习和掌握了临床心理护理新技能；一些高学历、高年资的护理骨干积极开展临床心理护理的应用研究。探索患者心理活动共性规律和个性特征的各类研究设计取代了过去千篇一律的经验总结，发表在国家刊物上的前瞻性研究成果逐渐增多，对心理诊断、心理护理程序、心理评估以及护士人才选拔和培养角色人格的研究也得到了进一步重视和加强。心理评定量表在心理护理评估中得到广泛应用，使心理护理临床工作和理论研究更具科学性。近年来逐步开展了临床心理护理个案研究，特别是认识到人格心理特征在心理护理中的重要性。

第三节　护理心理学的研究方法

研究方法是护理心理学科研的核心，掌握科学的研究方法是科研成功的关键。护理心理学研究的具体方法和技术较多，常用方法有：观察法、调查法、测量法、个案法、实验法等。

一、观察法

观察法是有目的、有计划地对受试者的言谈、举止、表情等进行观察，从而了解其心理活动的一种研究方法。它是科学研究中应用最广泛的一种方法。

（一）自然观察法

是指研究者在自然条件下对个体的言谈、举止、表情等进行有目的、有计划的观察，以了解其心理活动的方法。如护士通过生活与治疗护理、巡视病房等对患者的心理活动和行为方式所进行的观察。

（二）控制观察法

是指在预先控制观察的情境和条件下进行观察，以研究个体在某种情境下的反应。例如，一个心理学家通过单面镜来观察某种情境下孩子与母亲间的相互作用。观察的过程中被观察者始终觉察不到。再如，在重症监护病房（ICU）对患者的心理活动和行为方式所进行的观察。

（三）观察法的优点

用途较广，使用简便，被观察者处于自然状态下被别人观察，因而这种方法可以获得比较真实的材料，为以后的研究指出方向；费用低，使用的仪器少。

（四）观察法的缺点

观察法不适于内隐行为的研究，如手淫、低声的威胁和抱怨等；由于常需被动地等待某些现象的出现，因此花费时间较长；易受被观察者的影响，观察技术不熟练或受期待效应影响，会造成观察偏差。

二、调查法

调查法是通过书面或口头回答问题的方式，了解受试者的心理活动的方法。调查法有：访谈、问卷、座谈、书面材料分析等形式。

（一）访谈法

是通过访员和受访人面对面地交谈来了解受访人的心理和行为的心理学基本研究方法之一，又称晤谈法。在访谈过程中，尽管谈话者和听话者的角色经常在交换，但归根到底访员是听话者，受访人是谈话者。访谈以一人对一人为主，但也可以在集体中进行。此法可用于患者和健康人群，在临床心理护理中经常使用，在访谈中完成预先拟定的各种调查问题并作记录，常用于研究患者在不同疾病阶段的心理反应。

（二）问卷法

是调查者运用统一设计的问卷向被选取的调查对象了解情况或征询意见的调查方法。如“了解社区群体的心理健康状况”、“患者对护理的满意度”、“护士对本职工作的认同度”等均可采用此法。

（三）调查法的优点

简单易行，不受时间和空间的限制，不需要任何复杂的设备，在短期内便可获得大量自我报告资料。

（四）调查法的缺点

调查结果的可靠性受受试者影响大，不合作的态度会降低研究效度；若是访谈，研究者要投入较多的人力和时间；问卷编制的质量和适用范围也会影响结果。

三、测验法

测验法即心理测验，是采用标准化的心理测验量表或精密的测验仪器，来测量被试者心理品质的研究方法。临床心理护理研究中常用行为评定量表、症状评定量表、人格评定量表对患者的心理、行为进行测评。

（一）心理测验的优点

1. 迅速　心理测验可以在较短的时间内迅速了解个体某一方面的心理品质；比较科学　心理测验能比较科学地了解一个人的基本素质。

2. 可以比较　一般的心理测验量表都有常模，测验的结果可以与常模进行比较。

（二）心理测验的缺点

可能被滥用　心理测验虽然是一种科学的测量手段，但是也可能被人滥用；可能被曲解　对测验结果的不科学、不合理解释对被测验者的心理活动和以后的行为都可能产生不良影响。

四、个案法

个案研究法（case study）　个案研究法又称个案历史研究法，指对具有特殊意义的研究对象进行个别的、具体的研究，包括对其临床表现、家庭、社会环境、个人经历、健康状况等多方面进行研究。

（一）个案法的特点

1. 研究对象的单一性　个案研究的对象是对单个人或由个人组成的团体进行研究，这种对象具有单一性、具体性。个案研究法着重研究个人或单个对象的心理、行为及其影响因素等。对象可不具有典型性和代表性。

2. 研究目的的针对性　任何个案研究的目的都是通过发现存在的问题并探索形成

问题的原因，以便更好地、有针对性地采取相应措施。

3. 研究过程的精细性 个案研究的对象少，目的明确，易于对研究对象进行精细的分析工作，从而能正确地认识其现状，反映其真实情况，准确地把握其本质属性，便于提出有针对性的措施。在个案研究中，常常运用归纳的方法，对材料进行横向或纵向的精细分析，有利于从个别现象中概括出一般结论。

4. 研究时间的长期性 对研究对象进行全面、深入的了解，不仅需要了解其现状、发展的历史背景，还需要把握其发展过程及发展过程中出现的种种问题，因此，个案研究常常需要持续较长的时间。

（二）个案法的优点

（1）个案研究既强调充分考虑研究对象的特点，并根据研究对象的实际，提出有针对性的处理措施，同时又强调把对象放到社会文化背景中去，考虑其心身整体性。

（2）个案研究强调历史研究与现实发展相结合的动态研究，能更好地揭示对象发展变化的特点和规律，能提供有关个别对象发展的具体材料，丰富感性认识。

（3）个案研究方法灵活多变。具体进行个案研究时，必须运用多种方法（如观察法、测量法、问卷法、访谈法等），才能收集到有深度、广度的个案资料，正因为如此，个案研究所获得的资料比较全面，不仅感性材料丰富，而且资料深入、系统。

（三）个案法的缺点

（1）个案研究对象少，代表性差，难以从个案研究中得出普遍性的规律和结论，因此依据个案研究得出的研究结果的实用性也常常被人怀疑。

（2）个案研究一般只能揭示对象的类型特征，常常是定性的分析，方法难以标准化，容易作出主观的不精确的结论。

五、实验法

实验法（experimental method）是研究者对某一变量进行系统的操作，从而研究这种操作对心理、行为或生理过程的影响规律。实验法是科研方法中最严谨的方法，能完整地体现陈述、解释、预测、控制 4 个层次的科学研究目的。但是，实验研究的质量很大程度上取决于实验设计，如由于实验组与对照组相匹配受到很多中间变量的干扰，可能影响实验结果的可靠性。实验法在心理学研究领域，除实验室研究外，还常将研究延伸至自然环境下进行实验研究，也称为现场实验，如在学习情境中对研究对象的某些变量进行操作，观察其反应，以便分析和研究其中的规律。现场实验的情景更接近现实生活，但在许多情况下难以实现对实验条件的控制，且实验结果难以判断，若分析不当可能做出错误的解释。但现场实验具有研究范围广泛、不受实验情景影响、接近真实生活、结果易于推广等优点，因此是护理心理学研究中被广泛采用的一种研究方法。

（一）实验设计

用实验法来研究护理心理学的问题，最重要的是实验设计。实验设计是研究者为了解答要研究的问题，对于如何操作自变量，控制各种无关变量和如何检测自变量所做的一种扼要的计划或构架。根据实验设计，研究者按照一定的程序操纵或改变自变量，并观察自变量的操纵和对因变量的影响，从而获得可观测的、正确的实验结果。

实验设计的优劣取决于能否成功地操作以下3个要素：

1. 有效控制无关变量　无关变量是指除实验因子外的影响实验效果的因子，而这些因子却不是实验所要探究、关心的实验因子。控制无关变量的目的是为了使实验因子单独发生作用。这样，我们才能说明实验结果是实验因子的结果。

2. 成功操作自变量　自变量即为实验操纵的因子，指的是不受外界因素影响而自身产生变化的变量。自变量的操纵是实验的核心，因此在实验设计中选择自变量，确定自变量的数量、大小等尤为重要，否则达不到研究目的。

3. 科学观察因变量　因变量即为实验结果。实验结果是否准确，能否全面地反映实验的情况，不仅取决于自变量的操纵、无关变量的控制，还取决于确定的观察指标是否得当、是否合理、是否全面。如果确定的观察指标有遗漏，会漏掉一些宝贵的信息，对实验结果的解释产生重大影响。因此实验设计应该尽可能全面地、仔细地考虑何时观测因变量、如何观测因变量、观测哪些因变量。

（二）实验的控制

控制是实验法最显著、最重要的特点，对无关变量的控制，是保证实验结果说明问题的重要环节。

1. 变量的类型　根据变量的来源不同，变量可分为3类：

（1）刺激变量　指的是影响机体反应的刺激条件。刺激变量也称为自变量，是实验所操纵的因子。

（2）机体变量　是指有机体影响反应产生的本身特征，比如研究对象的性别、年龄、动机、态度等。机体变量对实验结果有较大影响，因此常常是实验控制的主要因素。

（3）反应变量　是刺激变量在有机体行为上、生理生化上引起的变化，反应变量通常可称为因变量。

2. 实验控制的方法　实验控制实际上就是对无关变量的控制。控制无关变量最常用的方法有：

（1）消除法　即排除或者隔离无关变量对实验结果的影响。比如为了消除环境因素对心理测量的影响，就要选择安静的测验场所，同时要控制被测者的测验动机。但是在许多情况下，无关变量是难以消除的，而且过多地使用消除法，必然会使实验情境失去“自然性”、“现实性”，故消除法在护理心理学研究中应用有限。

（2）恒定法　是指在整个实验期间，尽可能地使所有的实验条件、实验处理、实验者及研究对象都恒定不变，如实验的病房不变，测验者恒定等。

（3）平衡法　是指除实验因子以外，无关变量对所有的实验组与对照组的影响都是均等的，这样才能得到可信的实验结果。

（4）统计法　选择合适的统计方法可有效控制非实验因素对实验结果的影响。

第四节　学习护理心理学的意义

护理心理学是在“生物—心理—社会”医学模式取代生物医学模式的背景下，应护理实践的迫切需要而诞生的一门应用学科。本学科对于从事护理专业的人来说具有十分重要的意义。主要体现在以下几个方面：

一、适应医学模式的转变

随着医学模式由“生物医学模式”向“生物—心理—社会医学模式”的转变，护理模式也随之由“以疾病为中心”的旧模式向“以患者为中心”的整体护理新模式转变。新的护理模式对护士的素质、知识、能力提出了更高的要求。护理专业的学生在掌握医学知识的同时，还应具备护理心理学的知识与技能，真正承担起责任制护理的重任，对患者全面负责，从生理、心理、社会诸方面进行整体护理。

二、有助于提高护理质量

学习护理心理学，能使护士了解患者心理活动发生、发展的规律，心理状态对疾病演变过程的影响，有针对性地根据患者心理的变化积极主动地采取相应的护理措施，使患者心理、生理上的合理需求得到及时的满足，消除或避免各种不良因素，努力为患者创造良好的心理环境，使患者保持良好的情绪状态，形成心身之间的良性循环，促进疾病向健康方向发展，从而提高治疗效果。一个人不论患有躯体疾病还是心理疾病，往往都会累及全身，使整个机体处于疾病状态，使正常的生理功能发生紊乱，精神受到刺激，还会抑制身体某些器官的功能，使新陈代谢减慢、机体抵抗力下降，阻碍了健康的恢复。因此，护理人员不仅要认真、严格地执行各项医疗操作，避免差错事故的发生，还必须掌握和运用心理学知识，配合医生进行各种心理治疗，使治疗发挥最大效能。

三、提高护理心理评估和心理干预能力

在知识化、信息化、竞争激烈的现代社会，国民的心理素质和心理健康状况不仅关系到国民自身的生活质量，而且关系到国家的稳定和发展。护理专业的学生通过学习、理解护理心理学的理论和掌握护理心理学的技能，有利于提高其护理心理评估和心理干预能力，以有效预防各种身心疾病，增加人们的生活满意度或幸福感。心理评估就是科学地运用多种手段从各个方面获得信息，对某一心理现象进行全面、系统和深入的客观描述，用于进行能力鉴定；单独或协同对心理障碍或心身疾病做出心理诊断；或帮助正常人及时发现心理问题，便及时调整和矫正等。心理干预则是在确诊的

基础上，采用一系列适合来访者的心理治疗方法对其心理问题及行为进行矫正或治疗。总之，护理专业的学生通过学习、理解护理心理学的理论和掌握护理心理学的技能，有利于提高其护理心理评估和心理干预能力，促进护理人才专业素质的提高。

四、提高心理健康教育水平

现代医学模式的转变，护士的角色已不仅仅是患者的照顾者，而更多的是担当患者的教育者、咨询者和患者健康的管理者，医生和护士有分工有合作，患者有参与对其治疗和护理方案的决策权利。面对护理对象，护士可根据患者不同的特点进行心理健康教育，指导患者改善心态和培养健康行为，让患者学会自我调适等技能，达到预防疾病、促进健康的目的。因而护理人员学习护理心理学，全面掌握心理学的理论，对做好患者的心理健康教育大有裨益。

五、提高护士职业心理素质

学习护理心理学理论，不仅是为了了解和掌握患者的各种心理需要，也是提高护士职业心理素质，增强其责任心，培养护士对本专业的兴趣、激发主观能动性的需要。只有明确认识护士应具备的职业心理素质要求，并运用护理心理学理论知识，学会对自己的行为进行自我认识，才能有目的地控制、调节心理状态，培养自己良好的心理素质，才能建立良好的护患关系，化解医护人员与患者之间的矛盾与隔阂，才能树立自己良好的职业形象。

单元小结

护理心理学是运用心理学的理论，研究护理人员和护理对象在护理情境下的心理现象及其规律、特点，解决护理实践中护理人员和护理对象的心理问题，以实施最佳护理的一门应用学科。护理心理学的研究对象是护理工作中的心理问题，包括护理对象和护理人员两个方面。护理心理学的产生、发展与临床护理工作模式的转变和护理教育体系的改革密切相关。护理人员学习护理心理学在适应医学模式的转变，提高护理质量，提高护理心理评估和心理干预能力，提高心理健康教育水平，提高护士职业心理素质等方面都具有重要意义。其研究常用观察法、调查法、测量法、个案法、实验法等方法。

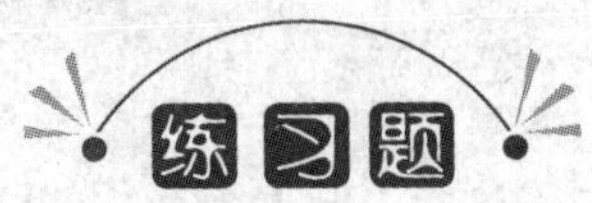

一、单项选择题（A_1 型题）

1. 护理心理学是一门（　　）

A. 偏于基础性的心理学科　B. 偏于应用性的心理学科　C. 医学学科
D. 精神病学学科　E. 医学分支学科

2. 在控制的条件下观察、测量和记录个体行为的一种研究方法是（　　）
A. 测验法　B. 问卷法　C. 实验法
D. 个案法　E. 观察法

3. 护理心理学的研究对象不包括（　　）
A. 动物的心理发育　B. 亚健康状态的人
C. 患者的心理活动特点　D. 护理人员
E. 健康人

4. 护士通过生活与治疗护理等对患者的心理活动和行为方式所进行的研究方法属于（　　）
A. 实验法　B. 问卷法　C. 测验法
D. 个案法　E. 观察法

5. 现代护理心理学发展的特点之一是（　　）
A. 心身统一的整体护理　B. 医学思想集中体现
C. 以疾病为中心　D. 重视对患者行为的评定
E. 在护理中注重观察了解

（田仁礼）

心理学基础知识　第二单元

要点导航

1. 了解人类的心理活动的结构，掌握人类的心理活动实质。
2. 理解心理过程是动态的过程包括认识过程、情绪情感过程和意志过程。
3. 掌握人格心理倾向、人格心理特征所包括的主要内容。
4. 了解性格分类及其与人身心健康的密切关系。

第一节　心理现象和心理实质

案例

狼孩是从小被狼抚养的人类幼童。1920 年，在印度加尔各答发现了两个狼孩。大的叫卡玛拉，小的叫阿玛拉。她们刚被发现时，生活习性与狼一样；用四肢行走，白天睡觉，晚上出来活动；怕火、光和水；只知道饿了找吃的，吃饱了就睡；不吃素食只吃肉（不用手拿，放在地上用牙齿撕开吃）；不会讲话，每到午夜后像狼似地引颈长嚎。到了第二年阿玛拉不幸死去。而卡玛拉经过 7 年的教育，才掌握了 45 个词，勉强学会了几句话，一直活到 1929 年。她死时估计已有 16 岁左右，但其智力只相当 3、4 岁的孩子。

想一想：狼孩是人类的后代，为什么智力发展远远落后于同龄人？人有了正常的大脑一定有正常的心理活动吗？人的心理活动是如何产生的？

一、心理现象

心理是人的大脑在反映客观环境时所进行的一系列复杂的功能活动的总称，是生物进化过程中表现出的一种特殊的生命现象。人之所以能成为万物之灵，就是因为人有丰富多彩、极其复杂的心理活动。

一般把心理现象分为心理过程和人格两个统一的、不可分割的方面（图 2－1）。

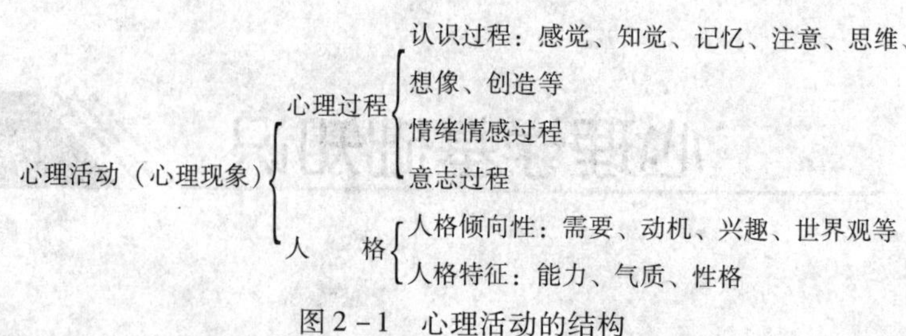

图2－1　心理活动的结构

心理过程是指人心理活动发生、发展的过程。具体地说，是指在客观事物的作用下，在一定的时间内，大脑反映客观现实的过程，包括认识过程、情绪情感过程和意志过程。它们之间不是彼此孤立的，而是相互联系、相互渗透、相互制约的。人们通过对客观事物的认识而产生了态度体验并引发了相应的意志行为。与此同时，人们的情感和意志也使认识活动得到进一步的深化（具体内容详见本章第二节）。

人格也称个性，是指一个人的整体精神面貌，即具有一定倾向性和比较稳定的心理特征的总和。主要包括两方面：①人格心理倾向，人进行活动的基本动力，是活动倾向方面的特征，如需要、动机、兴趣、信念、世界观等；②人格特征，表现一个人的稳定而典型的特征，是人格的核心部分，包括能力、气质、性格等。

二、心理实质

（一）人脑是心理活动的器官，心理是人脑的功能

1. 人脑的进化水平比其他动物高　主要表现为两个方面：一是脑重指数最高。脑重指数是指脑重与体重的比例。发育正常的成人脑重平均为1400g。心理和智能的发展水平与脑重并不是正比例关系。否则世界上最聪明的动物应该是鲸鱼（脑重7000g）和大象（脑重5000g），人脑的重量（平均1400g）在自然界只排在第三位。但是人脑的脑重指数远远高于其他动物（图2－2）。

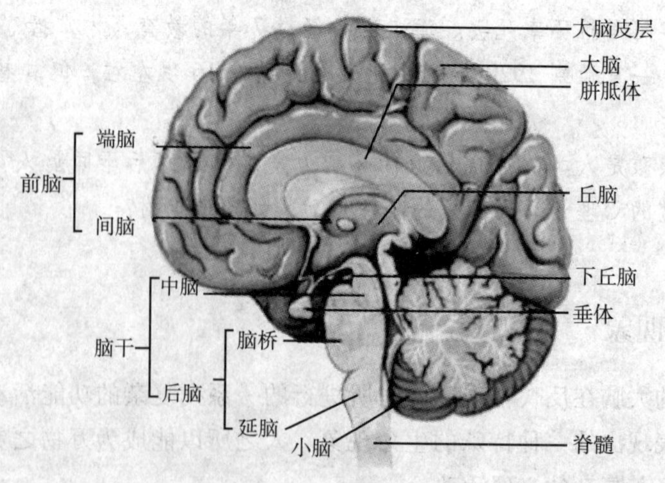

图2－2　人的大脑

2. 大脑新皮质所占比例最大 从大脑皮质的进化水平来看，人类的大脑皮质特别是新皮质得到了高度的发展。虽然人类新皮质在大脑皮质中的比例与类人猿相近，但人的颞区、下顶区和额叶这些与信息加工、整合、行为控制等功能有关的重要部位的面积明显增大。新皮质的高度发展，使人类可以适应极其复杂的自然环境，能够凌驾于一切生命之上，并在本质上区别于其他动物。人类的心理活动与其他动物相比具有更高的智力和更细微、敏感的情感体验，从而也更容易发生心身疾病。

3. 大脑具备非常复杂的心理功能分区 大脑皮质分成三大功能区域。

（1）初级感觉区 初级感觉区包括视觉区、听觉区和机体感觉区。它们分别接受来自眼睛的光刺激，来自耳朵的声音刺激，来自皮肤表面和内脏的各种刺激等。它们是接收和加工外界信息的区域。

视觉区位于顶枕裂后面的枕叶内，听觉区在颞叶的颞横回处，机体感觉区位于中央沟后面的一条狭长区域内。

（2）初级运动区 又称为躯体运动区。位于中央前回和旁中央小叶的前部，它的主要功能是发出动作指令，支配和调节身体在空间的位置、姿势及身体各部分的运动。身体各部位在运动区的投射面积不取决于各部位的实际大小，而取决于它们在功能上的重要程度。

（3）联合区 从系统发生上来看，联合区是大脑皮质进化较晚的一些脑区。它和各种高级心理功能有密切的联系。动物的进化水平越高，联合区在皮层上所占的面积就越大。低等哺乳动物（如老鼠）的联合区在皮层总面积中占的比例很小，而人类大脑皮质的联合区却占皮质总面积的3/4左右，比感觉区和运动区要大得多。

依据联合区在皮层上的分布和功能，可分成感觉联合区、运动联合区和前额联合区。

感觉联合区是指与感觉区临近的广大脑区。该区受损将引起各种形式的“不识症”。例如，若视觉联合区受损，会出现视觉不识症，即病人能看见光线，视敏度正常，但丧失认识和区别不同形状的能力，或者他们能看见物体，但不能称呼它，也不知道它有什么用处。

运动联合区位于运动区的前方，又称前运动区。它负责精细的运动和活动的协调。运动联合区损伤了的钢琴家，能够正确地移动他的每个手指，正确地完成演奏时的各种基本动作，但不能完成一段乐曲，演奏一个音阶，甚至不能有韵律地弹动自己的手指。前额联合区位于运动区和运动联合区的前方，通过额叶切除手术发现，本区可能与动机的产生、行为程序的制定及维持稳定的注意有密切关系。

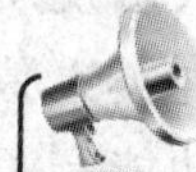

知识链接

我国的传统医学和司法实践是以心跳、呼吸停止作为死亡的标志。现代医学界把脑干死亡，即全脑功能不可逆性的永久性停止，判断为死亡，称为脑死亡。因为完整中枢神经系统目前尚无法移植。1968 年美国哈佛医学院制定了世界上第一个脑死亡诊断标准：①不可逆的深度昏迷；②自发呼吸停止（可与植物人鉴别）；③脑干反射（瞳孔反射、角膜反射等）消失；④脑电波消失。凡符合以上标准，并在 24h 或 72h 内反复、多次检查，结果无变化，即可宣告脑死亡。

（二）心理活动是人脑对客观现实的反映

1. 客观现实是心理活动的源泉 人脑是心理产生的器官，是一切精神活动的物质基础。但是人脑不能凭空产生各种心理，只有外部事物的刺激，通过感觉通路传入到脑，才会产生反映该事物的心理活动。因此，客观现实是心理活动产生的源泉和内容，没有客观现实就没有人的心理活动。

客观现实是指人的心理以外的一切客观存在，包括自然环境和社会环境。比如，人能感知到河流、山川、花草、树木，是人对自然界客观事物存在状态的反映；医生对病人进行诊断，是对病人的症状、体征及疾病过程中各种病理表现相互关系的反映。那些神话故事或科幻小说中虚构的各种形象，尽管它本身超脱现实，但构成它们的原始素材还是要来自于我们生活的客观世界。

2. 社会生活实践是人心理产生的基础 人的一切心理活动都是在认识和改造客观现实的实践活动中形成和发展起来的，没有人的社会实践就没有人的心理。也就是说，正是人的社会实践促进了个体心理的发展与完善。正如前面案例中提到的印度发现的两个狼孩，她们虽然具备大脑这一心理器官，但由于长期脱离人类社会，缺乏人类社会生活环境的影响，缺乏人与人之间的交往，或者说她们没有在客观现实中进行社会生活实践，因此就不能产生正常人的心理活动。由此可见，社会实践对人的心理发展起着极为重要的作用，尤其是在生命的早期。

3. 在社会实践中人具有主动性和能动性 心理是对客观现实的反映。心理的内容是客观的，但是又不可避免带有主观的一面。所谓仁者见仁，智者见智。对同一物体的内心反映总是会受到个人经验、人格特征和自我意识等多种因素的影响。如临床上，同样面对一种疾病，有的病人怨天尤人，甚至将内心的不满不恰当地转移发泄到医护人员身上；而更多的病人则正确面对，积极配合医护人员的工作，从而加速康复的速度。人脑在反映客观现实的过程中，还会经过抽象的思维和概括，揭示事物的本质和规律。进行各种发明与创造，不断推进自然科学和人类社会文明向前发展。比如，爱迪生发明的电灯、贝尔发明的电话、哈维提出血液循环理论、琴纳制成牛痘疫苗等，这一切每时每刻都在影响并改变着我们的生活。

综上所述，人类的心理活动实质可以概括为：心理是人脑的功能，人脑是心理的器官；心理是人脑在社会实践中对客观现实的主观能动性的反映。

第二节　心理过程

案例

1954 年，加拿大麦克吉尔大学的心理学家首先进行了“感觉剥夺”实验：实验中给被试者戴上半透明的护目镜，使其难以产生视觉；用空气调节器发出的单调声音限制其听觉；手臂戴上纸筒套袖和手套，腿脚用夹板固定，限制其触觉。被试单独呆在实验室里，几小时后开始感到恐慌，进而产生幻觉……在实验室连续呆了 7 天后，被试者会产生许多经典的病理心理现象：①出现错觉、幻觉，感知综合障碍及继发性情绪行为障碍；②对刺激过敏，紧张焦虑，情绪不稳；③思维迟钝；④暗示性增高；⑤体诉多，如各种神经症症状。另外，美国心理学者的“感觉剥夺试验”，也说明一个人在被剥夺感觉后，会产生难以忍受的痛苦，各种心理功能将受到不同程度的损伤，经过一天以上的时间才能逐渐恢复正常。

想一想：“感觉剥夺”实验说明了什么问题呢？

心理过程是指人心理活动的发生、发展的过程。具体地说，是指在客观事物的作用下，在一定的时间内，大脑反映客观现实的过程，包括认识过程、情绪情感和意志过程。它们之间不是彼此孤立的，而是相互联系、相互渗透、相互制约的。人们通过对客观事物的认识而产生了态度体验并引发了相应的意志行为。与此同时，人们的情感和意志也将使认识活动得到进一步的深化。

一、认识过程

认识过程是人对客观世界的认识和察觉，是人脑对客观事物的反映和对感知到的、变化着的信息进行的加工过程。包括感觉、知觉、记忆、思维、想像、注意等心理活动。

（一）感觉

1. 感觉的概念　感觉是人脑对直接作用于感觉器官的客观事物的个别属性的反映。在日常生活中，人们时时刻刻都在接触客观事物，我们对客观事物的认识往往是从个别属性开始的。如我们面前放一个橙子，它黄色、圆形、清香、酸甜的属性，作用于人的眼睛、鼻子、舌头等感官，可以产生视觉、嗅觉、味觉。通过感觉我们不仅可以认识和了解外部事物，而且还可以了解机体的自身状态，比如身体的平衡、疼痛、饥饿等。

2. 感觉的种类 根据刺激的来源不同可以把感觉分为外部感觉和内部感觉。

（1）外部感觉 接受外部刺激，反映的是外部事物的个别属性。如视觉、听觉、嗅觉、触觉等都属于这类感觉。

（2）内部感觉 接受机体内部刺激，反映身体位置、运动和内脏不同状态的个别运动感觉、平衡感觉、内脏感觉等都属于这类感觉。

感觉的重要意义 感觉是最简单的心理活动，是人对客观世界认识的开始，为一切认识活动提供了原始材料，也是一切较高级、较复杂的心理现象产生的基础。感觉也是人们正常生存的基础，著名的“感觉剥夺”实验证明了这一点。由此可见，如果没有感觉，人不仅不能进行正常的认识活动，而且正常的生理功能也将受到破坏。根据感觉规律安排生活和工作，能够有效提高生活质量和工作效率。

3. 感觉的基本特性

（1）适应 是指感觉器官在刺激物的持续作用下使感受性发生变化的现象。适应可以使感受性提高，也可以引起感受性降低，这对于人适应环境具有重要的意义。视觉中的暗适应就是视觉感受性提高的表现，而视觉的明适应则是视觉感受性降低的表现。“入芝兰之室，久而不闻其香；入鲍鱼之肆，久而不闻其臭”，说的则是嗅觉的适应现象。

（2）对比 是指同一感觉器官在不同刺激物作用下，感觉在强度和性质上发生变化的现象。对比可以分为同时对比和继时对比。同时对比是指两种刺激物同时作用于感官，从而使感受性发生变化的现象。例如，在同一张灰纸上剪下两个相同的小圆形放在黑色和白色的背景上，这时我们发现，黑色背景上的灰色比白色背景上的灰色要明亮些（图2-3）。继时对比是由于同一感受器接受刺激的先后作用，从而使感受性发生变化的现象。例如，吃完糖后接着吃橙子，会觉得橙子特别酸；喝完苦药以后接着喝白开水，会觉得水是甜的等。

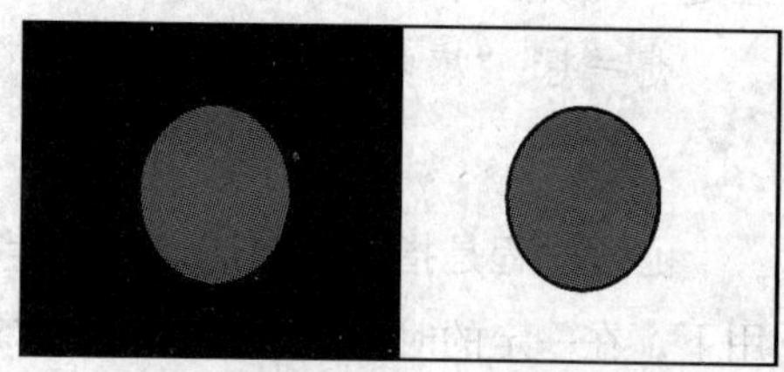

图2-3 同时对比

（3）联觉 是一种感觉兼有另一种感觉的心理现象。联觉有很多种表现，其中最明显的是颜色产生的联觉。比如，红色、橙色及太阳和火焰的颜色，往往使人产生温暖的感觉，因而被称为暖色调；蓝色、青色和绿色、大海或森林的颜色，往往使人感到凉爽甚至寒冷，被称为冷色调。在生活中，“甜蜜的声音”、“沉重的乐曲”等，都是联觉现象。

（4）感觉的发展与补偿 人刚刚出生时就已经具备了一定的感觉功能，但还不够完善，感觉功能更主要的是在后天的生活实践中逐渐成熟和发展起来的。由于人们的生活方式，环境影响不同，使得不同个体所表现出来的各种感觉功能有很大差异。

（二）知觉

1. 知觉的概念 知觉是人脑对直接作用于感觉器官的客观事物的整体属性的反映。在实际生活中，人们不仅要认识事物的个别属性，而且要认识事物的整体，并且要把它作为一个整体与其他事物区别开来。以橙子为例，我们既可以看到橙子的颜色和形状，同时还可以闻到它的气味，尝到它的滋味，感受它的重量，所以我们的头脑中形成的是一个橙子的整体形象，这个整体形象是它的个别属性相互联系综合地反映在头脑中产生的，这就是知觉。

2. 知觉的种类 根据知觉对象的性质，可以把知觉分为空间知觉、时间知觉和运动知觉。

（1）空间知觉 是物体的形状、大小、方位、距离等空间特性在人脑中的反映。是人出生后随着神经系统和脑功能的逐渐成熟在与环境接触的过程中形成的。

（2）时间知觉 是人们对客观事物的延续性和顺序性的反映。时间知觉的主要线索是来自自然界周期性的变化和人体自身的生理、心理的节律性变化。例如，看到日夜的交替，月亮的盈亏，四季的轮回，节奏的变化，感受到心脏有节奏的跳动，呼吸的快慢等。这些自然的和机体内部的周期现象都是时间的信号，人们可以在不使用任何工具的情况下根据这些周期性的现象来判断时间。

（3）运动知觉 是人脑对物体的空间位移和移动速度的知觉。如人们乘车、乘船及骑车、行走时的体验等。参与运动知觉的有视觉、平衡觉等，是多种感官协同作用的结果。

3. 知觉的基本特性

（1）整体性 知觉的对象是由许多部分组成的，各部分具有不同的特征，但是人并不把对象感知为许多个别的孤立的部分，而总是把它知觉为一个统一的整体，知觉的这种特性称为知觉的整体性。“望梅”可以“止渴”，是因为看到酸梅的时候，没吃就觉得很酸，使唾液分泌增加，暂时缓解了口渴，这是因为我们对熟悉的酸梅已经形成了一个整体的、统一的知觉。

（2）选择性 客观事物多种多样，在一定时间内，人总是有选择地以少数事物作为知觉的对象，把它们从背景中区分出来，从而对它们作出清晰的反映，知觉的这一特性称为知觉的选择性。例如当我们在车站接人时，会在人群中努力寻找，一旦看到了要接的人，他的形象就显得十分清晰，而对周围的人和物体会觉得模糊不清。知觉的选择性与对象的特点有关，如运动的、鲜艳的、刺激性强的易于被选择；还与个人的兴趣，需要、经验有关，这些都会成为影响人们知觉选择的因素。知觉对象与背景的关系不是一成不变的，在一定条件下或情境有变化时，两者之间是可以互相转化的（图2－4）。

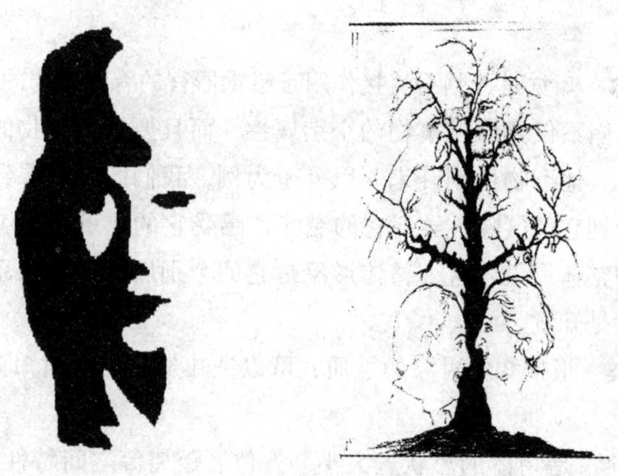

图2－4 知觉的对象和背景

（3）理解性　在感知当前事物时，人总是根据以往的知识经验来解释它，使其具有一定的意义，并用词把它标志出来，知觉的这种特性称为知觉的理解性。例如，我们看见飘浮的白云时，会描绘它像绵羊、像棉花或某种物品等，其实白云无意，只不过我们把它与我们过去熟悉的事物联系起来了。对某一事物有关的知识经验越丰富的人，在知觉这一事物时，知觉的内容越丰富，越深刻，越精确。例如，建筑师对建筑图纸的理解，医生对X片的理解都精准于一般人。

（4）恒常性　当知觉条件在一定范围内变化时，知觉的映像仍然保持相对不变，称为知觉的恒常性。例如，挂在墙上的钟，当我们从正面看、斜侧面看、正侧面看时，它在视网膜上的映像分别是圆形、椭圆形和长方形，但是我们总是把时钟认知为圆形。这是我们在知觉事物时，生活中的知识和经验参与知觉过程的结果。

（三）记忆

1. 记忆的概念　记忆是过去经验在人脑中的反映。人们感知过的事物、思考过的问题、体验过的情绪、从事过的活动，都会不同程度地被保留在头脑中，在一定条件下能够恢复，这就是记忆。当识记过的材料在一定条件下，不能再认和回忆，或是错误的再认和回忆时，就被称为遗忘。

2. 记忆的分类　记忆可以从不同的角度进行分类，主要有以下几种分类方式：

（1）根据记忆的内容不同分为：形象记忆、逻辑记忆、情绪记忆和运动记忆。

①形象记忆　以感知过的事物形象为内容的记忆。这种记忆所保持的是事物的具体形象。例如，对生活中见过的人、物品、自然景象等形象的记忆，以及对声音、味道和气味等的记忆。

②逻辑记忆　以逻辑思维过程为内容的记忆，也可以说是以事物内在规律性为线索的记忆。如对概念、公式、定理、规律、法则的记忆就是逻辑记忆。

③情绪记忆　以体验过的某种情绪或情感为内容的记忆。如人们对快乐、悲伤、

愤怒、恐惧、热爱、憎恨等体验的记忆就是情绪记忆。

④运动记忆　以过去做过的运动或动作为内容的记忆。如游泳、骑自行车等。体育运动和某些劳动技巧的熟练掌握都是以运动记忆为基础的。

（2）根据记忆内容保持时间的长短不同分为瞬时记忆、短时记忆和长时记忆。

①瞬时记忆　又称感觉记忆，当刺激停止后，感觉信息有一个非常短暂的停留，这就是瞬时记忆。其特点是：信息保持时间短，约 0.25 ~ 2s；形象鲜明，信息储存量大，但容易消失；感觉到的信息，如果进一步受到注意，则会进入短时记忆。

②短时记忆　又称工作记忆，其特点是：信息在头脑中保持时间一般不超过 1min，信息储存容量有限，一般为 7 ± 2 个单位，信息经过复习可进入长时记忆。例如，人们拨打一个从电话号码本上查到的电话，当拨完号码，打通电话后，如果不再复述该号码，就会将这个号码忘记，如果多重复几遍，就会将其记住。

③长时记忆　是指信息在记忆中的存储在 1min 以上直至许多年甚至是保持终生的记忆。它的信息来源是对短时记忆内容的加工复述。其特点是：信息保持时间长，信息储存量很大，主要根据意义进行编码。

（3）根据记忆有无明确的目的分为有意记忆和无意记忆。

①有意记忆　指有明确目的、运用一定方法，并需要一定的意志努力的记忆。如人们看书、听课、查找资料等都是有意记忆。这种使人的记忆内容和信息更全面、更完整、更系统、更实用。心理学的实验证明，有意记忆的效果优于无意记忆。

②无意记忆　指没有明确目的、不需要意志努力的记忆。如日常生活中一件不经意的事情，某种愉快或痛苦的经历等，都可以被自然而然的记住。无意记忆不需要意志努力，精力消耗少，但它缺乏目的性，不能获得系统的科学知识。

3. 遗忘的规律　德国心理学家艾宾浩斯对遗忘现象做了系统的研究。研究结果表明：遗忘的发展进程是不均衡的，在识记后的最初阶段遗忘速度最快，以后会逐渐缓慢，稳定在一个水平上，几乎不再有更多的遗忘。从而发现遗忘发展先快后慢的规律。证明这一规律的曲线被称为艾宾浩斯遗忘曲线（图 2－5）。

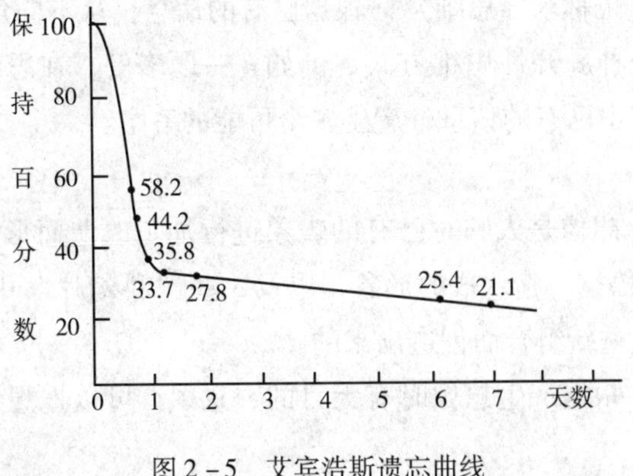

图 2－5　艾宾浩斯遗忘曲线

遗忘的进程不仅受时间因素的影响，还受其他重要因素的影响。如识记材料的性质、识记材料的学习顺序、个体的学习程度和学习态度等。

（四）思维

1. 思维的概念 思维是借助语言、表象或动作实现的，对客观事物概括的和间接的认识，是认识的高级形式。它能揭示事物的本质特征和内部联系，并主要表现在概念形成，问题解决和决策等活动中。思维不同于感觉、知觉和记忆。虽然都是人脑对客观现实的反映，但它是通过间接的、概括的方式反映事物的本质属性、内在联系和发展规律，揭示事物之间的关系，形成概念，利用概念进行判断、推理，解决人们面临的各种问题。

2. 思维的分类

（1）根据任务的性质和解决问题的方式分为直观动作思维、具体形象思维和抽象逻辑思维。

①直观动作思维 是一种依据实际动作解决问题的思维过程，它具有明显的外显性特征。即通常是以直观的、具体形式的实际行动表现出来。未掌握语言的婴儿，基本上以直观动作思维去认识和解决问题。

②具体形象思维 是指凭借事物的具体形象和表象的联想来进行的思维。成人在理解抽象概念、解决复杂问题时，往往需要具体形象思维的帮助，艺术家进行创作时更多依赖这种思维。

③抽象逻辑思维 是运用概念、判断、推理等形式进行的思维。它是人类特有的复杂而高级的思维形式，是对事物本质属性、内在联系的反映。对事物发展规律的认识，都要通过抽象思维。

（2）根据探索答案的方向不同分为聚合式思维和发散式思维。

①聚合式思维（也称求同思维） 把问题提供的各种信息聚合起来，得出一个确定的或最佳的答案。例如，医生在给病人看病时，根据病人的各种症状、体征以及实验室检查的结果等，对病人的疾病做出正确的诊断，这就是一种聚合式思维。

②发散式思维（也称求异思维） 根据已有的信息，从不同角度、不同方向思考，寻求多样性答案的一种展开性思维方式。例如，一题多解，在思维过程中需要重新组织现有的信息及记忆中已有的信息，产生多个可能的答案。

（五）想像

1. 想像的概念 想像是人脑对已有的表象进行加工改造而形成新形象的过程。例如，《西游记》中孙悟空、猪八戒的形象，以及一些“科幻片”中各种角色的形象等，都是人脑对已有表象重新组合而创造出来的。

2. 想像的分类 根据产生想像时有无目的、意图，可以把想像分为无意想像和有意想像。

（1）无意想像 是指没有预定目的，不自觉的想像。例如，学生上课时“走神儿”

就是一种无意想像。无意想像是最简单、最初级的想像。梦是无意想像的极端情况，做梦是一种无目的、不由自主的奇异想像，做梦是人脑的正常功能。

(2) 有意想像　是根据一定的目的、自觉地进行的想像。根据内容的新颖性、创造性的不同，将有意想像分为两种：一是再造想像，根据词语描述或图形描绘，在头脑中形成新形象的过程。例如，通过解剖挂图想像实体的形态结构等就是再造想像。二是创造想像，不依据现成的描述而在头脑中独立地创造出新形象的过程。例如，作家与艺术家的构思与创作，工程师的蓝图设计，科学家的发现、发明等活动，都包含有创造想像的成分。

(六) 注意

1. 注意的概念　注意是心理活动对一定对象的指向和集中。指向性和集中性是注意的两个特点。指向性是指心理活动有选择地反映某个对象，同时离开其他对象。集中性是指在选择对象的同时，将心理活动稳定地维持在所选择的对象上，使被反映的对象更清晰和更完善。当人们的注意集中于某一事物或活动时，经常会出现对无关的事物“视而不见”、“听而不闻”、“食而不觉其味”等现象。

注意不是一种独立的心理过程，而是一切心理活动的共同特性，它伴随着心理活动过程的始终。

2. 注意的种类　根据注意时有无目的性和意志努力的程度，可把注意分为无意注意、有意注意和有意后注意。

(1) 无意注意　指事先没有预定目的，不需意志努力的注意。无意注意往往是在周围环境发生变化时由刺激物的直接作用而产生的。例如，安静的自习教室，突然有人推门而入，大家会不约而同的抬头张望；嘈杂的大街上突然有人大声喊叫或狂奔，会引起路人的注目等，这些客观刺激的出现和变化使我们不由自主地去注意它，这就是无意注意。

(2) 有意注意　指有预定目的，需要做出意志努力的注意。有意注意是一种主动地服从于一定活动任务的注意，它受意识的自觉调节和支配。例如，学生听课、科学家做实验、医生做手术等所保持的注意就是有意注意。长时间的有意注意会使人感到疲劳，从而使注意力分散。

(3) 有意后注意　指有预定目的，但不需要意志努力的注意。有意后注意是有意注意在一定条件下转化而来的。例如，初学织毛衣的人们，最初由于生疏需要保持有意注意，但经过一段时间后，技术高度熟练，可以边看电视边织毛衣，这时有意注意就转化为有意后注意。有意后注意是一种高级类型的注意，具有高度的稳定性，对完成长期任务有积极的意义。

3. 注意的品质

(1) 注意的广度　又叫注意的范围，是指在一瞬间人能清晰把握的对象的数量。能够清晰地注意到或知觉到的对象的数量多，就是注意广度大，反之，则注意广度小。

实践证明，物体越集中或者排列越有序，注意的广度就扩大；杂乱无章的物体则使广度缩小。对不熟悉的事物，注意广度就缩小，而对熟悉的事物，注意广度就扩大。例如，有的人看中文小说可以一目十行，但是看外文小说时注意的范围就小多了。

（2）注意的稳定性　又叫注意的持久性，是指在较长时间内，把注意保持在某一对象或某一活动上的能力。例如，医生连续数小时全神贯注地做手术，学生聚精会神地听课等都是注意稳定性的表现。而实际上，人的注意是很难长时间保持固定不变的，在注意的稳定性中经常包含着注意的起伏现象。注视图2－6，会觉得中间的方框时而凸出，像个方形漏斗；时而凹进，像个空荡荡的房间。这种注意强弱程度的周期性变化就叫注意的起伏。

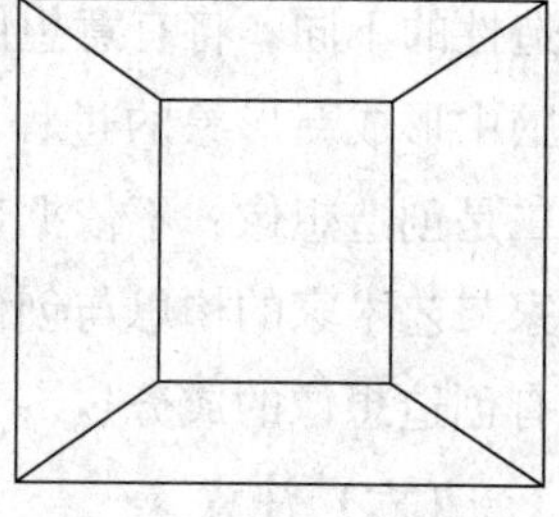

图2－6　注意的起伏

（3）注意的分配　在同一时间内进行两种或两种以上活动的能力。例如，护士在给病人进行疾病护理时，既要进行操作，又要观察病人的表现等。注意的分配能力是在生活实践中培养起来的，随着人们知识经验的不断丰富和某些技术的不断完善、熟练，注意的分配能力也会有所提高。

（4）注意的转移　指有目的地根据需要主动地把注意从一个对象或活动转到其他对象或活动上。比如，门诊医生在给一个病人诊治结束后，要将注意力集中到另一个病人身上。注意的转移不同于注意的分散或者分心。前者是有意识地根据任务的需要把注意从一个对象转到另一个对象上；后者是在需要注意稳定时，受到无关刺激的干扰，注意中心离开了需要注意的对象，如有的学生上课经常走神、开小差，这是注意的一种缺陷。

二、情绪情感过程

日常生活中，我们对于客观事物并不是无动于衷、冷漠无情的，而总是抱有某种态度，对这些态度的内心体验就是情绪和情感。

（一）情绪情感的概念

情绪和情感是人们对客观事物是否符合自己的需要所产生的态度体验。当客观事物或情境符合主体的愿望和需要时，就能引起积极的、肯定的情绪。例如，当疾病缠身的病人发现自己已经痊愈时会感到兴奋等。当客观事物或情境不符合主体的愿望和需要时，就会产生消极、否定的情绪，如失去亲人会感到悲痛等。

情绪是一种混合的心理现象。它是由三种成分组成的，分别是主观体验、外部表现和生理唤醒。

主观体验是个体对不同情绪状态的自我感受。每种情绪有不同的主观体验，它们代表了人的不同感受，如快乐还是痛苦等，构成了情绪的心理内容。外部表现通常也称之为表情，它是在情绪状态发生时身体各部分的动作量化形式，包括面部表情、姿态表情和语调表情。生理唤醒是指情绪产生的生理反应。它是一种生理的激活水平，不同情绪的生理反应模式是不一样的，如满意愉快时心跳节律正常；恐惧或暴怒时，心跳加速、血压升高、呼吸频率增加甚至出现间歇或停顿；痛苦时血管容积缩小等。

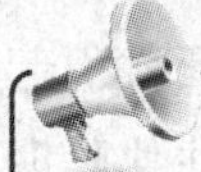

知识链接

测谎仪可以在犯罪调查中用来协助侦讯，以了解被测者的心理状况，从而判断其是否涉及刑案。一般由三部分组成：①血压测量器，负责测量血压或心率；②呼吸描记器，负责测量呼吸频率；③测流计，负责测量被测对象的出汗情况。这三项生理指标的变化，通过电脑在显示屏上形成三条曲线。因此测谎仪又被称为“多道生理记录仪”，是一种记录多项生理反应的仪器。

比如，将0~10的11个数字分别写在纸上，让被测者打开一张，看后将纸团捏在手中，不告诉主试者。主试者问：你手中的数字是1吗？2吗？3吗？……要求被测者每次都回答“不是”，根据测谎仪上的曲线变化，主试者就能发现被测者在哪个数字上说了谎话。我们不难发现，测谎仪不是测“谎言”本身，而是测心理所受刺激引起的生理参量的变化。

（二）情绪情感的分类

1. 情绪的分类

（1）根据情绪的内容，人的情绪可以分为基本情绪与复合情绪两种。

①基本情绪　是人与动物共有的，它们是先天的，不学而能的。如恐惧、惊讶、悲伤、厌恶、愤怒、期待、快乐和信任。每一种基本情绪都具有独立的生理唤醒机制、主观体验和外部表现。

②复合情绪　则是由基本情绪的不同组合派生出来的。也就是说，复合情绪是由两种以上的基本情绪组合而成的情绪复合体。

基本情绪可以分为积极情绪和消极情绪。积极情绪是与某种需要的满足相联系的情绪，与接近行为相伴随，通常伴随愉悦的主观体验，包括快乐、兴趣、满足和爱等。而消极情绪是与某种需要的不满足相联系的情绪，与回避行为相伴随。如痛苦、悲伤、愤怒、恐惧等。

（2）按情绪发生的强度、紧张性、持续时间等特点情绪可以分为心境、激情和应激三种状态。

①心境　心境是一种微弱而持久的情绪状态。心境具有弥漫性，它不是关于某一事物的特定体验，而是某种情绪发生后并不马上消失，还要保留一段时间。在此时间内，人把这种特定情绪投射到其他事物上面，使这些事物都带上先前的情绪性质和特点。一种心境的持续时间依赖于引起心境的客观刺激的性质，如罹患疾病往往使人产生较长时间的痛苦或郁闷心境。一个人取得了重大的成就（如高考被录取，实验获得成功，作品初次问世等），在一段时期内都处于积极、愉快的心境中。

心境对人的工作、学习和健康有很大的影响。积极的心境有助于工作和学习能促进人的主观能动性的发挥，提高人的活动效率，并且有益人的健康。消极的心境使人意志消沉，降低人的活动效率，妨碍工作和学习，有害人的健康。

②激情　激情是一种强烈而短暂的情绪状态。这种情绪状态通常是由对个人有重大意义的事件引起的。重大成功之后的狂喜、惨遭失败后的绝望、亲人突然死亡引起的极度悲哀、突如其来的危险所带来的恐惧等，都是激情状态，这时个体往往伴随明显的生理和外部表情变化。如心跳加快、血压升高、呼吸急促、暴跳如雷等。

从心理卫生的角度来看，激情对健康是有害的，它不仅能致病，甚至能致死。因而要善于控制激情。

③应激　应激是在出乎意料的紧急情况下所引起的急速而高度紧张的情绪状态。例如，人们遇到某种意外危险或面临某种突然变故时，整个机体的激活水平高涨，人的肌张力、血压、内分泌、心率、呼吸系统处于明显的变化，身心处于高度紧张的应激状态。

在应激状态中，人可能有两种行为反应，一种是行为紊乱，忙中出错，不能准确地采取符合当时目的的行动。同时，由于意识的自觉性降低，也会出现思维混乱，分析判断能力减弱，感知和记忆下降，注意的分配与转移困难等情况。另一种是虽然身心紧张，但精力旺盛，思维敏捷，活动量增加，从而能更好地利用过去的经验和生理激活状态，急中生智，摆脱困难，化险为夷。

2. 情感的种类　情感是和人的社会观念及评价系统分不开的。人的社会性情感组成了人类所特有的高级情感，它反映着个体与社会的一定关系，体现出人的精神面貌。

按情感的内容、性质和表现方式的不同，可分为道德感、理智感和美感三种。

（1）道德感　是根据一定的社会道德标准，评价人的行为、举止、思想时所产生的情感体验。在社会生活中，社会道德标准得到遵守，即产生肯定的体验，反之则产生否定的体验。如对民族的尊严和自豪感，对公益活动的责任感，对集体的荣誉感，对病人的同情感等都属于道德感。

（2）理智感　是人们对智力活动的需要和意愿能否得到满足所产生的情感体验。理智感总是与人的求知欲望、认识事物、科学探索和对真理的追求相联系的，它体现着人们对自己认识活动的过程与结果的态度。例如，科学研究中发现新线索、学习中有了新进展而产生的陶醉感，工作中多次失败后获得成功时的欣喜感等，都属于理智感的范畴。

（3）美感　是事物是否符合个人审美需要而产生的情感体验。美感根据对象不同可分为自然美、社会美和艺术美三类。例如，美好的音乐、绘画等艺术作品的享受，对环境美、行为美的感受等。美感可来自于自然，也可来自于艺术的创造，还可以来自人体自身，如举止端庄、行为规范的仪表美。

情感与情绪不同，它往往与社会性需要相联系，是人类所特有的。两者的区别表现在：情绪具有明显的短暂性、不稳定性、冲动性，以及外部表现；与之相反，情感更加稳定、深刻，受到情境的影响较小，体验一般较弱，具有内隐性或以微妙方式流露，一般不伴有明显的生理变化。两者又具有不可分割的联系，情感是情绪的本质内容，并对情绪有支配和调节作用。情绪和情感的差别是相对的，同一种情感可能表现为两种截然相反的外部情绪表达。如所谓“爱之深，恨之切”正是这个道理。情绪与情感又统称为感情。

（三）情绪情感的功能

1. 信号功能 情绪和情感是人对客观事物的体验，这种体验往往会通过表情、动作表达出来，从而在人与人之间传递信息，沟通思想，这是情绪和情感的信号功能。特别是在语言不通的情况下，凭借表情双方也能互相了解，达到交往的目的。

2. 感染功能 人的情绪情感具有感染性。人们之间感情的沟通正是由于情绪和情感的易感功能作用的结果，所谓的“以情动人”、“以情感人”说的就是这个意思。

3. 调节功能 情绪和情感可以调节人的生理状态和心理状态，帮助人适应不断变化着的环境。如当人们面临危险时，就会产生应激的情绪，使人体在生理上发生一系列的变化，产生较多的能量，应对当前的危险。情绪和情感在一定程度上调节着人们的工作、生活和学习。

（四）健康情绪的标准

人们往往根据社会要求和准则以及传统的习俗来规范自己情绪的表达方式。一般认为，符合这个准则的就是健康的，反之就是不健康的。健康情绪的判断标准主要有：

1. 诱因明确 情绪的发作与发展必须有明确的原因，该喜则喜，该悲则悲。无缘无故地喜，无缘无故地怒，莫名其妙地悲伤都是不健康的情绪。

2. 反应适度 情绪反应强度要能够与引起情绪的刺激强度相适应，这才是健康的情绪反应，如果情绪反应过度强烈或过度抑制都是不健康的表现。

3. 具有稳定性与灵活性 健康的情绪反应要有一定的稳定性，如果情绪时强时弱变化莫测，则是不健康的表现。还要有灵活性，即情绪反应开始较强，随着时间的推移，经过调整能够及时恢复；若恢复过程过慢，甚至情绪“固着”，变化不灵活，也是不健康的表现。

4. 能够自我调节和控制 个体应该做情绪的主人，运用一些积极有效的方法，主动及时缓解和调整不良情绪，把消极情绪转化为积极情绪。如“化悲痛为力量”就是一种情绪的转移。学会控制自己的情绪，让自己的情绪反应适度，就能很好地适应环境，不但有益于身心健康，也有益于人际关系和生活环境的和谐。

三、意志过程

（一）意志的概念

意志是自觉地确定目的，并根据目的来支配、调节自己的行动，通过克服困难，从而实现目的的心理过程。意志是意识的能动成分，人不仅能适应外界环境，而且能积极主动地改造客观现实。克服困难是意志行动的核心，随意运动是意志行动的基础。

（二）意志品质

意志品质是指一个人在实践过程中所形成的比较明确的、稳定的意志特点。评价意志品质的优劣，根本的一条是要看其意志活动的社会价值。

1. 意志的自觉性 是指对行动的目的和意义有充分的认识，并能随时控制自己的行动，使之符合社会要求的心理品质。盲目性和独断性是缺乏自觉性的表现，盲目性是目的不明或人云亦云的盲从，独断性是不听他人劝告的一意孤行，两者都是未按客观规律办事的表现。具有自觉性的人，在行动中既不会因为外界的影响而改变目的或行动，也不拒绝一些有益的建议。他们的思想既有原则性，也有灵活性。

2. 意志的果断性 是指善于明辨是非、适时地采取决定和执行决定的品质。果断性是以勇敢和深思熟虑为前提条件，是个人学识和机智的有机结合。与果断性品质相反的是优柔寡断和武断。优柔寡断是指做决定时，瞻前顾后，患得患失，犹豫不决，不能当机立断做出决定。武断是指缺乏足够的依据就做出决定，表面看来好像很果断，往往不符合客观实际，是缺乏果断性的表现。

3. 意志的自制性 是指人在意志行动中善于控制和约束自己的能力。它表现在意志行动的全过程，主要表现在：一是善于促使自己去进行周密的思考，做出合理决策，执行已经采取的决定，并克服不利因素；二是善于克服盲目冲动行为和克制自己的厌倦、懒惰和急躁等消极情绪。与意志自制力品质相反的是任性。

4. 意志的坚韧性 是指人在意志行动中坚持决定，以充沛的精力和坚韧的毅力，百折不挠去克服一切困难，实现预定目的的品质。具有坚韧性的人能不因困难而退缩，不因压力而屈服、不因诱惑而动摇。与坚持性相反的品质是顽固执拗和见异思迁。

第三节 人　格

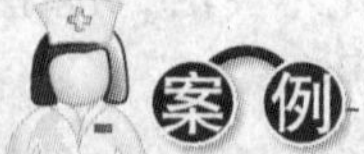

古典名著《西游记》塑造了唐僧四师徒各自不同的鲜明形象。唐僧正直善良、内敛深沉、谦虚谨慎、善始善终、严格自律、顽强执着，但是优柔寡断、刻板、缺乏灵活性、较真；孙悟空嫉恶如仇、勇敢果断、爱憎分明、敢于冒险、不屈不挠，但是刚愎自用、脾气火爆、盲目冲动；猪八戒幽默活泼、喜欢表达自己、与人为善，但胆小、做事虎头蛇尾、为人热情过头稳重不足；沙僧情绪平稳、为人随和、认真负责、宽厚待人，但缺乏主见、容易被忽略、随遇而安、自我封闭。

想一想：我们生活中有没有类似的人或者说兼而有以上多个人的特点的人呢？

在现实生活中，我们会发现很多人性格迥异。如有人活泼开朗，有人温柔内敛；有人冲动莽撞，有人畏惧退缩；有人公而忘私，有人自私自利……所有这些心理差异都是人格差异的表现。

“人格”也是我们日常生活中经常使用的词汇。如“他有健全的人格”“他的人格高尚”“他出卖了自己的人格”……这些描述包含了人格的多重含义，有法律意义上的人格，有道德意义上的人格，有文学意义上的人格，也有社会学意义上的人格。但是这些含义都不完全相同于心理学中的人格。

一、人格概述

（一）人格的概念

在心理学中，人格是指一个人的经常的、稳定的、具有一定倾向性的心理特征的总和。人格包括人格心理倾向和人格心理特征两方面。

（二）人格的特征

人格是一个具有丰富内涵的概念，它有如下四个本质特征：

1. 整体性 人格是人的整个精神面貌的表现，是一个人的各种人格倾向性和人格特征的有机结合。这些成分或特征不是孤立地存在着，也不是机械地联合在一起，而是按照一定的结构相互联系、相互制约、协调一致组成一个有机的整体。一个正常人的内心活动、动机和行为应该是和谐统一的，体现整体性的特点，否则就会出现人格分裂，也就是我们平常所说的“双重人格”或“多重人格”。

2. 独特性 一个人的人格是在遗传、成熟和环境、教育等先天后天因素的交互作用下形成的。不同的遗传、生存及教育环境，形成了个体各自独特的心理特点，特有的行为和思维方式。人格的重要特性正是这种人与人之间的差异性，所谓“人心不同，各如其面”，正说明了人格的千差万别、千姿百态。

3. 稳定性 人格的稳定性是指一个人的人格具有跨时空的性质，人格一经形成就具有稳定性，并在各种情况下，一贯地表现出来。所谓“江山易改，秉性难移”。例如，一位性格内向的大学生，在各种不同的场合都会表现出沉默寡言的特点，这种特点从入学到毕业不会有很大的变化。这里的“秉性”就是指人格。但是，强调人格的稳定性并不意味着它在人的一生中是一成不变的，随着生理的成熟和环境的改变，人格也可能产生一定的变化。

4. 社会性 人是社会的动物，各种社会文化对人思想的影响、不同社会角色对人行为的规范，都会在人格上打下“烙印”，并在人格中有所体现。比如在我国，蒙古族人的热情豪放与江南水乡人的细腻温柔的人格特征所表现出的差异，正是长期受地域文化、民族文化等因素影响而形成的。当然，人同时也是生物体，人的遗传素质构成了人格形成的生物学基础，影响着个性发展的道路和方式，也决定着个性特点形成的难易。

二、人格心理倾向

（一）需要

1. 需要的概念

需要是人对生理的和社会的客观需求在头脑中的反映。是有机体内部的生理或心理上的不平衡状态，表现在个体对内部环境或外部生活条件的一种稳定的要求，是有机体活动的源泉。人的一切活动都是为了满足需要而产生的，例如，血液中水分的缺乏，会产生喝水的需要；失去亲人，会产生爱的需要等。在需要得到满足后，这种不平衡状态暂时得到消除；当出现新的不平衡时，新的需要又会产生。

2. 需要的分类

（1）根据需要的起源可分为自然需要与社会需要。

①自然需要　也称生物学需要或生理需要。生理需要是人和动物共有的最基本的需要，如进食、饮水、运动、休息、睡眠、觉醒、排泄和性等。它们是保护和维持有机体生存、繁衍种族所必需的。如果正常的生理需要得不到满足，将严重影响个体的心身健康。

②社会需要　并非与生俱来，是人类在社会环境中发展起来的。例如，对社会交往、劳动生产、文化学习以及对道德规范的需要等，都是社会需要。这些需要反映了人类社会的要求，对维系人类社会生活、推动社会进步有重要的作用。

（2）根据需要对象的性质可分为物质需要与精神需要。

①物质需要　是个体对生存和发展所必需的物质生活的需要，既包括对自然界产物的需要，又包括对社会文化产品的需要。物质需要既有自然需要的内容，也有社会需要的内容。例如，在对服装的需要中，既有满足人们御寒、防晒等自然需要的内容，也有满足人们自尊、追求美的社会需要的内容。

②精神需要　是个体对生存和发展所必需的精神生活的需要。例如，对劳动、交往、审美、道德、创造等的需要。随着社会的进步和社会生产力的发展，人类所特有的精神需要也在与时俱进，不断发展。

3. 需要层次理论

需要层次理论是由美国心理学家马斯洛提出的，他认为人的需要是由以下五个等级构成（图2－7）：

1. 生理的需要　人对食物、水分、空气、睡眠、性的需要等。它们在人的所有需要中是最重要，也是最有力量的。如当人落水后，在为得到空气而拼命挣扎时，就会体会到自尊和爱的需要是多么的不重要了。

2. 安全的需要　它表现为人们要求稳定、安全、受到保护、有秩序、能免除恐惧和焦虑等。婴幼儿由于无力应对环境中的不安全因素的威胁，他们的安全需要就显得尤为强烈。

3. 归属与爱的需要 一个人要求与其他人建立感情的联系或关系，如结交朋友、追求爱情、参加一个团体并在其中获得某种地位等，就是归属与爱的需要。

4. 尊重的需要 它包括自尊和希望受到别人的尊重。自尊需要的满足会使人相信自己的力量和价值，使其在生活中变得更有能力，更富有创造性。相反，缺乏自尊会使人感到自卑，没有足够的信心去处理面临的问题。

5. 自我实现的需要 人们追求实现自己的能力或潜能，并使之完善化。在人生道路上自我实现的形式是不一样的，一个本科院校的医学生和一个中职院校的医学生，他们都有机会去完善自己的能力，满足自我实现的需要。

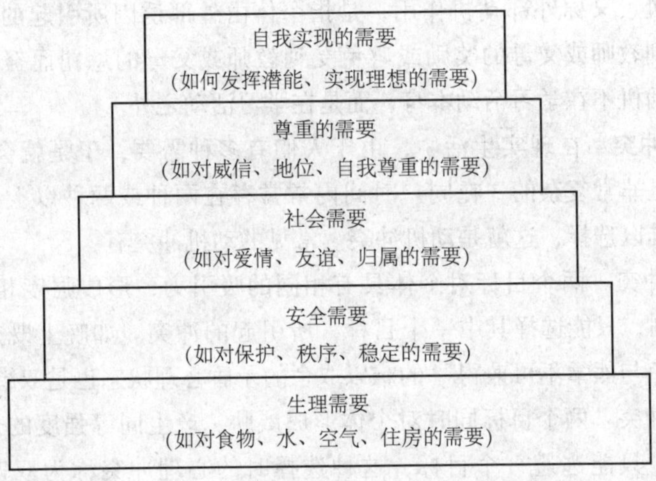

图 2－7 马斯洛需要层次理论

马斯洛认为，这五种需要都是人的最基本的需要。这些需要是天生的、与生俱来的，它们构成了不同的等级或水平，并成为激励和指引个体行为的力量。关于低级需要与高级需要的关系，马斯洛认为，需要的层次越低，它的力量越强，潜力越大。随着需要层次的上升，需要的力量相应减弱。在高级需要之前，必须先满足低级需要。只有低级需要得到满足或部分得到满足以后，高级需要才有可能出现。

马斯洛还把生理的需要和安全的需要称为缺失需要，因为这种需要得不到满足时，将直接危及个体的生命；把其他三种高级需要称为生长需要，因为生长需要不是维持个体生存所绝对必需的，而且，高级需要比低级需要复杂，必须具备较好的外部条件如社会条件、经济条件和政治条件等才能满足。

（二）动机

1. 动机的概念 动机是在需要的基础上产生的，激发和维持个体活动，以达到目的的内部动力。动机是一种内在动力，或称内驱力。

2. 动机的分类

（1）根据动机的性质，可以分为生理性动机和社会性动机。

①**生理性动机** 也称为基本动机，它是为了维持生命所必需满足的动机，以有机

体自身的生物学需要为基础，如饥、渴、缺氧、疼痛、母性、性欲、睡眠、排泄等。

②社会性动机　是以人的社会文化需要为基础的。人有权力的需要、社会交往的需要、成就的需要、认识的需要等，因而产生了相应的权力动机、交往动机、成就动机、认识性动机和学习动机等。

（2）根据动机的动力来源，可以分为内部动机和外部动机。

①内部动机　又称内部动机作用，是指由个体内在的需要引起的动机。例如，学生的求知欲、学习兴趣、改善和提高自己能力的愿望等内部动机因素，会促使学生积极主动地学习。

②外部动机　又称外部动机作用，是指个体由外部诱因所引起的动机。例如，某些学生为了得到教师或父母的奖励或避免受到教师或父母的惩罚而努力学习，他们从事学习活动的动机不在学习活动本身，而是在学习活动之外。

3. 动机的冲突　在现实生活中，由于人们有多种需要，于是就会形成多种动机。人的动机系统是非常复杂的，在同一时间内常常存在两种或两种以上相似或相互矛盾的动机，让人难以选择，这就是动机冲突。常见的动机冲突有：

（1）双趋冲突　两个目标对个体具有相同的吸引力，形成强度相似的两个动机，但由于条件限制，只能选择其中一个目标，所引起的冲突。如晚上既想看书，又想看球赛，再如“鱼与熊掌不可兼得”的难以取舍的矛盾心理状态也是双趋冲突。

（2）双避冲突　两个目标同时对个体形成威胁，产生同等强度的逃避动机，但迫于环境和条件，只能逃避一个目标，这种选择时的心理冲突称为双避冲突。即造成“前怕狼，后怕虎”的左右为难、进退维谷的心理紧张状态。例如，对一位必须在手术与药物治疗间做出选择的病人来说，他既恐惧手术的危险又担心药物的副作用，因而易陷入双避冲突中。

（3）趋避冲突　是指某一目标对个体的需要具有利与弊的双重意义时，会使人产生既想选择又想逃避的矛盾，这就是趋避冲突。如想吃美食又怕胖，一个病人总希望做手术能治好自己的病，但又害怕手术的风险和痛苦等。

（三）兴趣

1. 兴趣的概念　兴趣是个体对一定事物所特有的稳定而积极的态度倾向。它表现为个体对某事物或从事某种活动的选择性态度和积极的情绪反应。

兴趣是在需要的基础上，在活动中发生、发展起来的。需要的对象也就是兴趣的对象。正是由于人们对于某些事物产生了需要，才会对这些事物发生兴趣。它能对个体的活动产生极大的推动力，从而促使个体为满足其对客观事物的需要或实现自己的目标而积极努力。

2. 兴趣的特点　人的兴趣在广度、深度、稳定性和效能方面都表现有不同的特点和品质。

（1）兴趣的广度　是指兴趣范围的大小。兴趣广泛的人对新生事物比较敏感，常以积极的态度去学习、去钻研，从而大大丰富了自己的知识，锻炼发展了自身的能力。兴趣狭窄的人，不但影响其人格的全面发展，而且也因生活内容贫乏而深感空虚。

（2）兴趣的深度　是指兴趣的浓厚程度。人不可能对所有事物都抱有同样的兴趣，大多是对某一些或某一件事物特别感兴趣。因此，在广泛兴趣的基础上就存在着某个中心兴趣。一个人如果对什么都感兴趣，但又都浅尝辄止，博而不专，就很难有所建树。如果一个人既兴趣广泛，又有明确的中心兴趣，其他兴趣在中心兴趣的支配下，就能发挥积极的作用，使之又博又专，才有可能在某个方面取得突出的成就。

（3）兴趣的稳定性　是指兴趣稳定而且能保持长久，才能推动人们去深入地钻研他们所感兴趣的事物，从而获得系统而深刻的知识，取得成功。如果兴趣缺乏稳定和持久，朝三暮四，见异思迁，必然是一事无成。

（4）兴趣的效能　是指兴趣对活动产生的效果。据此可将兴趣分为积极的和消极的两种。积极的兴趣是指有效能的兴趣，它能使个体积极主动地去满足兴趣，使兴趣成为活动的动力，从而促进个体提高能力、发展人格。而消极的兴趣只是限于“心里想”的阶段，不能成为活动的动力因素。

作为一名医务工作者，一方面要以自己的专业为中心兴趣，刻苦钻研业务，才能事业有成，同时积极发展有利于自身素质提高的其他兴趣，丰富自己的精神生活。另一方面，也要重视病人的兴趣，主动引导、激发和培养他们对生活的兴趣，增强其对未来的信心，这对他们的病程转归是十分有益的。

三、人格心理特征

（一）能力

1. 能力的概念　能力是直接影响活动效率，能使活动顺利完成的个性心理特征。能力是在生活实践中逐渐形成并发展起来的。许多社会活动是复杂的、多样的，往往需要多种能力的结合才能顺利完成。例如，画家所具有的色彩鉴别能力、形象记忆力是保证其顺利完成绘画活动所必备的心理条件。能力的高低直接影响活动的效率，直接决定活动的完成。在完成某种活动中，各种能力最完备的结合称为才能。

2. 能力的分类

（1）根据能力所表现的活动领域不同，可分为一般能力和特殊能力。

①一般能力　指个体顺利完成各种活动所必需的基本能力。如观察力、记忆力、思维力、想像力、注意力等，也就是一般情况下所说的智力。其中抽象概括力是一般能力的核心。

②特殊能力　指在从事某种专业活动中所需要的能力。例如，音乐家区别旋律的能力、音乐表象能力以及感受音乐节奏的能力等。

（2）根据活动中能力创造性大小，可分为模仿能力和创造能力。

①模仿能力　指人们通过观察别人的行为活动来学习各种知识，然后以相同的方

式做出反应的能力。模仿是动物和人类的一种重要的学习能力。例如，子女模仿父母的说话、表情，儿童从字贴上模仿前人的书法。模仿实际上就是一种复杂的操作条件反射的学习过程。

②创造能力　指产生新的思想、发现或创造新事物的能力。一个具有创造力的人往往能超脱具体的知觉情景、思维定势、传统观念和习惯势力的束缚，在习以为常的事物和现实中发现新的联系，提出新的思想，创造新的事物。比如，我国古代的四大发明，爱迪生一生中的1500多项发明，都是创造能力的表现。

（3）根据能力发挥作用的领域不同，可分为认知能力、操作能力和社交能力。

①认知能力　指人们接收、加工、储存和应用信息的能力，即我们一般所讲的智力，如观察力、记忆力、想像力等。人们认识客观世界，获得各种各样的知识，主要依赖于人的认知能力。

②操作能力　指人们操作自己的肢体以完成各项活动的能力。如劳动能力、艺术表演能力等。操作能力是在操作技能的基础上发展起来的，又成为顺利掌握操作技能的重要条件。操作能力与认知能力不能截然分开，不通过认知能力积累一定的知识和经验，就不会有操作能力的形成和发展。反过来，操作能力不发展，人的认知能力也不可能得到很好的发展。

③社交能力　人们在社会交往活动中表现出来的能力，如组织管理能力、言语感染力、沟通能力、调解纠纷、处理意外事故的能力等。这种能力对组织团体、促进人际交往和信息沟通有重要作用。

3. 能力的个体差异

能力的差异可以从质和量两方面来分析，质的差异为能力类型上的差异，量的差异则表现在能力的发展水平和能力表现的年龄上的差异。

（1）能力的类型差异　人的能力可以在感知觉、表象、记忆、言语、思维等方面表现出一定的差异。在每个人的智力结构中由于先天因素的差异，再加上环境、教育、实践活动以及年龄等诸多因素的影响，从而形成了人与人之间能力类型的差异。比如，有的人观察能力强，有的人记忆力强，有的人想像力丰富，有的人逻辑思维能力强。能力类型的差异并不标志能力的高低，只说明能力发展的倾向性不同。

（2）能力发展水平的差异　各种能力的形成都有发展水平上的差异，比如，智力的发展在整个人群中呈常态分布，即非常优秀和智力缺陷者都处于两极，人数很少；而绝大多数人处于中间的不同层次水平上。在相同条件下，如果一个人在某种活动中表现出比别人高的成就表明其能力较高，与之相反则说明其能力较低。

（3）能力表现的年龄差异　主要指能力形成的早晚差异。人在幼小的时候就表现出优异的智慧，智商达130以上，称为超常儿童。比如，古代传说中的神童，像曹植7岁能诗，王勃10岁能赋，高斯3岁就能纠正父亲计算中的错误。但也有的人能力表现较晚，被称为大器晚成，如齐白石40多岁才表现出绘画的才能，达尔文、爱迪生小时候并未显示出优异的智慧，后来都成了世界著名的大科学家。当然，不论是人才早熟还是大器晚成，他们毕竟是少数人，一般人的智力得以充分表现大都在 20 ~ 40 岁之间。

（二）气质

1. 气质的概念 气质即我们平时所说的脾气、秉性，是表现在心理活动的强度、速度、灵活性和指向性等方面的一种稳定的心理特征。人的气质差异是先天形成的，受神经系统活动过程的特性所制约。孩子刚出生表现出来的差异就是气质差异，比如有的孩子爱哭好动，有的孩子平稳安静。

2. 气质的学说

（1）体液说 古希腊著名医生希波克拉底认为，人体内有四种体液，即黄胆汁、血液、黏液、黑胆汁。在人体内这四种体液哪种占优势，就表现出哪种气质特征，他提出胆汁质、多血质、黏液质和抑郁质四种气质类型。然而，希波克拉底用体液多少解释气质的类型，是缺乏科学依据的，但四种气质类型的名称一直沿用至今。

（2）高级神经活动类型说 俄国的生理学家巴甫洛夫对反射的实验研究发现，高级神经活动的基本过程就是兴奋和抑制过程。兴奋和抑制过程有三个基本特性：神经活动的强度、平衡性和灵活性。神经过程三个基本特性的独特组合就形成高级神经活动的类型，即兴奋型、活泼型、安静型和抑制型。巴甫洛夫指出高级神经活动与气质类型有一定的关系，兴奋型相当于胆汁质，活泼型相当于多血质，安静型相当于黏液质，抑制型相当于抑郁质（表 2 – 1）。

表 2 – 1 气质类型、高级神经活动类型及其行为特征

气质类型	高级神经活动类型	行为特征
胆汁质	兴奋型	精力充沛，动作有力，性情急躁，容易冲动，不易自制，体验强烈，且外露
多血质	活泼型	活泼好动，动作敏捷，善于交际，注意力容易转移，兴趣易变换，情绪体验不深刻且外露
黏液质	安静型	安静沉着，注意稳定，善于忍耐，自制力强，情绪反应慢，持久而不外露
抑郁质	抑制型	反应迟缓，敏感怯懦，情绪体验深刻，持久不外露，动作缓慢，易伤感孤僻，善于观察细节

气质是人的天性，无好坏之分。它只给人的言行涂上某种色彩，但是不能决定人的社会价值，也不直接具有社会道德评价意义。一个人的活泼与稳重不能决定他为人处世的方向，任何一种气质类型的人既可以成为品德高尚、有益于社会的人，也可以成为道德败坏、有害于社会的人。气质不能决定一个人的成就，任何气质的人只要经过自己的努力都能在不同实践领域中取得成就。

（三）性格

1. 性格的概念

性格是个体对客观现实稳定的态度以及与之相适应的习惯化的行为方式。性格是人格的核心部分。例如有的人工作勤恳认真，而有的人敷衍了事；有的人善良热情，有的人冷漠无情等。与气质不同，性格主要受到后天影响，有好坏之分，具有道德评价意义。

2. 性格的分类

（1）根据心理活动的倾向性，性格分为外倾型和内倾型。

外倾型也称外向型　外倾型的人性格开朗、活泼、热情、自信、善交往、勇于进取、适应力强。内倾型又称内向型　内倾型的人注重内心活动、好沉思、善内省、孤僻寡言、缺乏自信、反应缓慢、多愁善感，较难适应环境。

（2）根据心理过程的特点，性格分为理智型、情绪型和意志型。

理智型的人做一切事情都以理智支配和调节言行；情绪型的人言行都受到情绪的控制和支配，情绪反应明显，体验深刻；意志型的人有非常明确的行动目标和较强的自制力，行为主动而且坚定。

（3）根据个体易罹患心身疾病的程度，性格分为 A 型、B 型和 C 型。

A 型行为类型的人争强好胜、有时间紧迫感、行为急促、有强烈的竞争意识、抱负过高、易激怒等，这种类型易罹患冠心病、高血压等心身疾病；B 型行为类型的人悠闲自得、随遇而安、行为迟缓、顺从安宁、说话声音低等，这种类型不易罹患冠心病、高血压等心身疾病；C 型行为类型的人过度压抑、忍耐、缺乏自信，对焦虑、忧郁、绝望等负性情绪体验过多，这种类型易罹患癌症。

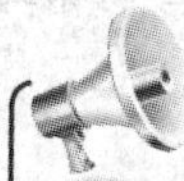

知识链接

五大人格特质理论

五大人格特质即外向性、宜人性、尽责性、情感稳定性和开放性。外向性，是指衡量个体在人际关系中的舒适程度，外向的人自信、爱社交，内向的人羞涩、安静；宜人性，是指个体顺从他人的倾向，宜人性高的合群、热情，反之冷淡、难相处；尽责性，是指衡量个体的可靠程度；情感稳定性，是指承受压力的能力；开放性，是指衡量个体的兴趣范围和对新事物的接受程度。

单元小结

心理现象是人的大脑在反映客观环境时所进行的一系列复杂的功能活动的总称，主要包括两部分，心理过程和人格。人类的心理活动实质可以概括为：心理是人脑的功能，人脑是心理的器官；心理是人脑在社会实践中对客观现实的主观能动性的反映。心理过程是动态的连续的过程，包括认识过程、情绪情感过程和意志过程。感觉是一切认识过程的基础。人格又称为个性，包括人格倾向性、人格心理特征。性格是人格心理特征的主要组成部分，也是人格的核心。

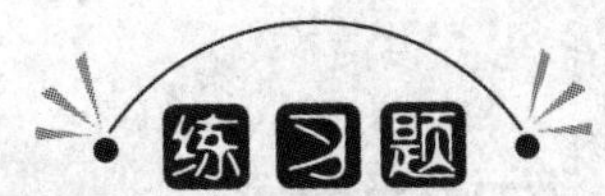

一、单项选择题（A_1 题型）

1. (　　) 是人格的核心。

A. 气质　　B. 性格　　C. 能力　　D. 自我调控系统

2. 人格倾向性不包括（　）

A. 性格　　B. 需要　　C. 动机　　D. 兴趣

二、填空题

1. 根据高级神经活动类型的不同，气质可以分为：________、________、________和________。
2. 人类心理活动的实质是________。
3. 心理过程包括不可分割的两部分：________和________。
4. 人格主要包括两部分：________和________。
5. 根据个体对心身疾病的易罹患性程度，可以将性格分为：________、________、________和________。
6. 感觉的基本特性有________、________、和________。
7. 根据记忆内容保持时间的长短不同，可将记忆分为________、________和________。

（孙士梅）

第三单元　心理健康

要点导航

1. 掌握心理健康的概念。
2. 掌握正常与异常心理的判断标准。
3. 了解影响心理健康的因素。
4. 了解青春期维护心理健康的途径和方法。

第一节　心理健康概述

故事一：邰丽华是一名聋哑人，她在2005年的央视春晚上“千手观音”的舞姿感动着每一个中国人。凭借精湛的艺术与自强不息的精神，她还以其“孔雀般的美丽、高洁与轻灵”征服了不同肤色的观众，向全世界展示了灿烂的中华文化以及特殊艺术与人性之美。她说：“其实所有人的人生都是一样的，有圆有缺有满有空，这是你不能选择的。但你可以选择看人生的角度，多看看人生的圆满，然后带着一颗快乐感恩的心去面对人生的不圆满——这就是我所领悟的生活真谛。”

故事二：马家爵来自广西宾阳，高中毕业后考取了云南大学，成为家乡读书人的榜样。然而，在精英云集的大学校园，开学时雄心勃勃的马家爵很快发现了自己的平凡，当在学习、体育娱乐、社会活动、经济条件等方方面面都不能凸显自己的优势时，马家爵陷入了严重的自卑困扰中。最后，在即将毕业的前半年，因为和同学玩牌发生了争执，竟然一气杀死同窗3年多的4名同学。事后当记者问他：“经历这么多事，你现在觉得生命中什么是最重要的？”他感慨地说：“生命中最重要的是情，希望我的同龄人都能好好珍惜自己，千万不要触犯法律。”

一位是双耳失聪的女孩，另一位是体格健全的大学生，他们到底谁更健康？

一、心理健康的概念

人人都希望健康，健康是人的基本权利，也是每个人都希望拥有的最大财富。健康是指躯体和精神上的一种稳定、充满活力的一般状态。1989 年，世界卫生组织（WHO）提出的健康新概念是：健康不仅是没有躯体疾病，而且还包括心理健康、社会适应良好和道德健康。只有具备了上述四个方面的良好状态，才是一个健康的人。也就是说，人们不仅要注意饮食卫生、环境卫生以及生理卫生以保证身体健康，还必须注重心理卫生以确保心理健康。

实践让人们认识到，要使机体健康，最好从个体生命萌发之始，就注重心理卫生，逐渐培养健康的心理和完善的人格，从根本上预防精神疾病、心身疾病、变态人格和心理行为适应不良。

二、心理健康的标准

关于心理健康的标准，不同文化背景下，不同的心理学家提出了自己不同的看法。我国学者结合我国的实际情况，把心理健康的标准概括为以下八个方面：

1. 了解自我、悦纳自我 一个心理健康的人能体验到自己存在的价值。既能正确了解自己，又能有自知之明，对自己的能力、性格和优缺点都能做出恰当的、客观的评价；对自己不会提出苛刻的、非分的期望与要求，生活目标和理想切合实际，因而对自己总是满意的。

2. 接受他人、善与人处 心理健康的人乐于与人交往，不仅能接受自我，也能接受他人、善待他人；能认可别人存在的重要性和作用；同时也能被他人所理解，被他人和集体所接受；能与他人相互沟通和交往，人际关系协调和谐；能在与朋友相聚时共享欢乐，也能享受独处时的宁静；在与人相处时积极的态度如同情、友善、信任、尊敬、赞赏等，总是多于猜疑、嫉妒、畏惧、敌视等消极的态度；在社会生活中有较强的适应能力和充足的安全感。

3. 正视现实、接受现实 心理健康的人能够正视现实，接受现实，并主动的适应生活环境。对周围的事物能做出客观的评价，并能与现实环境保持良好的接触，既有高于现实的理想，又不会沉湎于不切实际的幻想与奢望中。同时，对自己的能力有充分的自信，对生活、学习和工作中的各种困难和挑战能够妥善处理。

4. 乐于工作、热爱生活 心理健康的人能在工作中尽可能地发挥自己的个性和聪明才智，并从工作的成果中获得满足和激励，把工作看作是乐趣而不是负担。心理健康的人还能珍惜和热爱生活，并在生活中尽情享受人生的乐趣，把生活看成是轻松愉快的过程而不会认为是重负和劳累。

5. 能协调与控制情绪、心境良好 心理健康的人愉快、乐观、开朗、满意等积极情绪体验总是占优势，虽然也会有悲伤、忧愁、愤怒等消极情绪体验，但一般不会持续很长时间；同时，能适度地表达和控制自己的情绪，喜不狂、忧不绝、胜不骄、败不馁、谦而不卑、自尊自重，在社会交往中既不妄自尊大，也不退缩畏惧；对于无法得到的东西不过于贪求，能在社会允许的范围内满足自己的各种需求，对于自己能得到的一切都感到满意，心情总是开朗的、乐观的。

6. 人格完整和谐 心理健康的人，其人格结构的各个方面能平衡发展。人的整体精神面貌能够完整、协调、和谐的表现出来，思考问题的方式是合理的，待人接物能采取恰当灵活的态度，对外界刺激很少有偏激的情绪和行为反应，能够与社会生活保持协调一致，也能融于集体之中。

7. 智力正常 智力正常是人生活最基本的心理条件，是心理健康的基础和重要标准。智力主要是指人的观察力、记忆力、思维力、想像力和操作能力的综合。一般可通过智力测验来确定智力发展水平的高低。

8. 心理行为符合年龄特征 在人生命发展的不同年龄阶段，都有相对应的不同的心理行为表现，从而形成不同年龄阶段独特的心理行为模式。心理健康的人应该具有与同龄的多数人相符合的心理行为特征。

知识链接

青少年学生常见的心理问题，大致有 8 种表现形态，即嫉妒心理，自卑心理，逆反心理，孤独心理，惧怕心理，唯我独尊心理，贪图享乐心理，厌学心理。这些心理问题对青少年的主观幸福感以及学业表现都有不可忽视的消极影响。其产生的原因是多方面的，有家庭的、社会的、学校的影响，更有学生自身的因素。

三、正常与异常心理的判断标准

（一）心理异常的概念

概括地说，正常的心理功能表现为：能保障人作为生物体顺利地适应环境，健康的生存和发展；能保障人作为社会实体正常地进行人际交往，在家庭、社会团体，机构中正常地肩负责任，使人类赖以生存的社会组织正常运行；能使人正常地、正确地反映和认识客观世界的本质极其规律，以便创造性地改造世界，创建出更适合人类生存的环境。

心理异常是指由于某种原因导致的心理功能不能正常的发挥作用，从而影响了个体的正常生活、学习和工作状态，使个体无法有效的适应日常生活要求。

（二）正常与异常心理的判断标准

正常与异常心理的判断标准对认识心理与行为异常的发生、发展变化的过程极为重要。然而，由于正常心理与异常心理活动之间的差别是相对的，没有明确的界限，尤其是在临界状态下，比如，精神病人在恢复期也具有正常人的心理功能，有些正常人有时也会有些失态的行为。而且，不同的文化背景和历史时期判断正常与异常的标准也是变化的。所以，在判别正常心理时很难规定一个绝对的划分标准。虽然如此，目前通常是按以下几种标准，从原则和方法上进行判断。

1. 内省经验标准 内省经验标准包括两个方面：一是从个体的主观体验角度进行判断，即自己对自己进行评价，如发现自己患有心境低落，意志力减退，工作效率降低，食欲不佳，易失眠等症状，并且已经持续很长时间，于是自己判断自己可能存在某种心理问题；二是观察者根据自己的经验对被观察者的心理与行为判断，也就是以大多数人对正常心理与行为的看法为参照，评价他人的心理活动和行为表现，做出被观察者心理正常还是异常的判断。

内省经验标准通俗方便，是一般人判断心理正常与否的方法。但是存在很大的局限性。第一，从个体主观体验角度来看，在某些情况下，个体没有表现出不适感反而表明他有心理异常。如当个体遇到亲人突然死亡，而自己没有一点悲伤的情绪反应，这时就要考虑他有可能有心理障碍；第二，从观察者的角度看，这种判断具有很大的主观性。评价者的经验不同，知识水平不同，再加上心理状态和态度倾向等因素的影响，会导致对同一个体的评判结果差异很大。接受过专业知识训练和有丰富临床经验的人，对患者心理的看法一致性相对较高，而非专业人员的观察结果一致性较差。

2. 统计学标准 统计学标准实质上是一种量化的标准，即使用专业的心理测量工具对个体的某一心理特征进行标准化的心理测量。测量的结果一般呈正态分布，即大多数人处于中间位置，少数人居于远离中间的两端。我们把前者的心理视为正常，把后者的心理视为异常，因此，心理异常是个连续变量，正常与异常是相对的概念，偏离平均值的程度越大就越不正常，因此，判断一个人的心理正常与否，是由其心理特征偏离平均数的程度来决定的。

统计学标准提供了心理特征的量化资料，而且相对比较客观，操作方便，便于比较和交流，因此这种方法受到很多人的欢迎。但这种标准也存在一些明显的缺陷，在某些情况下心理测验的结果处于偏离常态时并不一定是心理异常，比如，智力超常者和智力低下者的智力测验结果都明显偏离平均值，但只有智力低下才被视为异常。另外，任何心理测验工具都不可能全面反映每个人的心理活动及行为，而且心理测验的内容会受到社会文化等诸多因素的影响，因此，不能仅仅根据统计学标准做出诊断。

3. 医学标准 医学标准又称症状或病因学标准，这一标准源于医学诊断方法，是指运用医学检查、诊断手段及标准找到引起异常心理症状的生物性原因，以判断心理活动是否正常。运用这种方法的前提是某些异常心理可以通过检查找到生物化学、遗传等生物学方面的异常变化，这些变化是临床症状的直接原因。比如，阿尔茨海默病（Alzheimer’s disease，AD）有神经病理学的改变和基因突变等。该标准重视物理、化学检查、心理生理测定及其他的新技术方法，因而比较客观。

但是，由于目前人类对脑的认识还处于初级阶段，很多心理过程的中枢机制尚未明确，许多心理障碍未找到具有诊断意义的脑器质性或功能性改变，对于大多数心理障碍而言应用这种标准有一定的限制。医学标准对脑器质性精神病、躯体疾病伴发的精神障碍以及感染中毒所致的精神障碍的判定有较大的帮助，但是对神经症和人格障碍等心理障碍的判断效果不好。

4. 社会适应标准 人具有社会性，正常人的行为应符合社会准则，并能按照社会要求和道德规范行事，使自己的行为符合社会的要求。人的心理活动是否与社会的生存环境相适应是判断人的心理活动正常与否的重要标准之一。如果个体的心理或行为特征明显偏离社会公认的行为规范，不能适应社会的要求，社会功能受到损害，就可以判断为心理异常。

以上标准都有其依据，对于判断心理正常与异常都有一定的使用价值，但各有其缺陷和不足，不能单独应用以解决全部问题。因此，在临床应用时应当相互参考，根据多重标准进行综合判断，尤其是当个体的心理状况处于正常和异常的临界状态时，更要认真分析、综合判断。

第二节 心理健康的影响因素

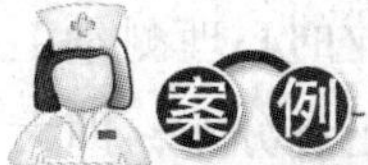

路怒症，顾名思义就是带着愤怒去开车。指汽车或其他机动车的驾驶人员有攻击性或愤怒的行为。此类行为可能包括：粗鄙的手势、言语侮辱、故意用不安全或威胁安全的方式驾驶车辆，或实施威胁。这种不良情绪如果长期被忽视，就会对司机的身心健康和安全驾驶带来不良后果。

想一想：引起路怒症的原因有哪些?

一、影响心理健康的生物因素

（一）遗传因素

遗传能在多大程度上影响个体的心理健康水平呢？这个问题还没有定论，但有一点可以肯定，生理是心理的基础，如果没有充分的生理条件，人的心理活动就要受到影响。心理学家们曾用家谱分析的方法研究遗传因素对个体心理健康的影响，结果发现，在有心理健康问题的学生中，家族中有癔病、活动过度、注意力不集中病史的所占的比例明显大些。国内的资料表明，多动症儿童的家庭成员中有多动症史的占13.6%，其中父辈或同辈有类似病史者各占50%。精神分裂症是一种严重的心理病理形式，采用家谱分析、双生子研究以及寄养子女调查等方法研究表明，遗传占有十分重要的地位。在100名精神分裂症病人的子女中，10%～50%具有导致精神分裂症的基因结构。在这些人之中，5%会发展成早发的精神分裂症，而另外5%会在晚些时候发展成精神分裂症。但是需要注意的是还有多达40%的高危个体最终没有患上精神分裂症。虽然遗传因素在一定程度上对个体的心理健康有影响，但其作用也不是注定不可以改变的。遗传只是提供了一种可能性，个体是否表现出心理障碍或心理异常，关键还看后天环境作用。在遗传与环境的相互作用中，遗传因素所决定的不良发展倾向可以得到防止和纠正。

（二）病毒感染与躯体疾病

除了遗传因素之外，病菌、病毒干扰、大脑外伤、化学中毒、严重躯体疾病等都可能会导致心理障碍甚至精神失常。例如，脑梅毒、流行性脑炎等中枢神经系统传染病，会导致器质性心理障碍；脑震荡、脑挫伤等可能引起意识障碍、遗忘症、言语障碍和人格改变等；甲状腺功能亢进可出现敏感、易怒、暴躁、情绪不稳和自制力减弱等心理异常表现，甲状腺功能不足可引起整个心理活动的迟钝。有研究发现，与正常个体相比，有心理健康问题的个体，早期患有高热惊厥、头颅外伤和其他严重疾病的所占的百分比更大些，且差异明显。生理疾病对他们的心理活动的影响可能是轻微的，如出现易激惹、失眠、不安等，随着疾病的消除，这些心理症状也会完全消失。但是，随着疾病的继续进展，心理障碍也会加剧，甚至会出现各种程度的意识障碍、幻觉、记忆障碍、躁动和攻击行为等。

（三）脑外伤及其他因素

心理活动是脑的功能，如果大脑出现病变或外伤，其相应部位的功能就会受到损害或丧失，引发心理障碍。如大脑的布洛卡区如果发生病变，会导致失语症，患者出现语言发音障碍和词语反复现象。

二、影响心理健康的社会因素

（一）生活环境因素

科学技术的高速发展与人口密度的增高，带来了诸如环境污染、资源匮乏、能源短缺等一系列生态和社会问题，影响到人与环境的协调。尤其体现在城市生活中，如过分拥挤、噪音、不良的工作环境、劳动时间过长、工作不胜任、工作单调以及居住条件、经济收入差等，都会使人产生焦虑、烦躁、愤怒、失望等紧张心理状态，从而影响人的心理健康。

（二）重大生活事件与突变因素

生活事件是指人们在日常生活中遇到的各种各样的社会生活的变动，如结婚、升学、亲人死亡、与人争吵、天灾、疾病等。生活事件会引起个体产生生理和心理的变化，常常是导致心理失常或精神疾病发生的原因。由于个体每经历一次生活事件，都会给其带来压力，都要付出精力去调整和适应。如果在一段时间内发生的不幸事件太多或事件较严重、突然，就会对心理健康造成不良影响。为了检测生活事件对个体的心理刺激强度，美国学者霍尔姆斯（Holmes）等通过对5000多人进行社会调查，将所获得的资料编制了《社会再适应判定量表》（SRRS），该评定量表列出了43种生活变化事件，并以生活变化单位（life change units LCU）为指标加以评分。利用此表检测发现 LCU 的升高与多种疾病明显相关，如与高血压、溃疡病、脑血管意外、心肌梗死、糖尿病、癌症等发病率的增高有一定的关系。霍尔姆斯等提出，若在一年内 LCU 累计超过 300，则预示个体来年有 75% 的可能性会患病；若在一年内 LCU 累计为 150 ~ 300，则预示个体来年有 50% 的可能性会患病；若在一年内 LCU 累计不超过 150，则预示个体来年可能是平安健康的。

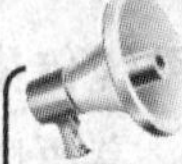

知识链接

个体遇到重大的不幸经历，如生命遭到威胁、严重物理性伤害、身体或心灵上的胁迫后，可能会出现创伤后应激障碍（post traumatic stress disorder，PTSD），又叫延迟性心因性反应，是指对创伤等严重应激因素的一种异常的精神反应。它是一种延迟性、持续性的心身疾病。是由于受到异乎寻常的威胁性、灾难性心理创伤，导致延迟出现和长期持续的心理障碍。主要症状包括恶梦、性格大变、情感解离、麻木感（情感上的禁欲或疏离感）、失眠、逃避、易怒、过度警觉、失忆、易受惊吓，缺乏安全感和自卑等。

生活中遇到的各种各样的变化尤其是一些突然变化的事件，常常是导致心理失常或精神疾病的原因。每经历一次生活事件，都会给其带来压力，都要付出精力去调整、适应，因此，如果在一段时间内发生的不幸事件太多或事件较严重、突然，个体的身心健康就很容易受到影响。

（三）文化因素

一定的社会文化背景，如社会意识形态、社会风气、风俗习惯、道德观等，以一种无形力量影响着人们的观念，反映在人们的价值观、信念、世界观、需要、动机、兴趣和态度等心理品质上。社会意识形态对人心理健康的影响，主要是通过社会信息作为媒介实现的，如影视、报纸杂志、书籍、网络等。健康的社会信息有助于个体的心理健康发展，而不健康的社会信息则会对个体的心理健康造成严重危害。目前，媒体中不健康的内容已经成为危害个体心理健康成长的重要因素。特别是青少年，由于其成长发育的不成熟，是非判别能力低，自制力差，因而很容易受到各种暴力影视剧、淫秽书刊、网络上的不健康信息的毒害，出现行为和心理异常。社会风气也会影响着个体的心理健康，社会上一些不良风气，如“走后门”、“一切向钱看”，都会对人们心理产生不良影响。

（四）教育因素

教育因素包含家庭教育和学校教育。家庭是社会的细胞，是儿童的第一所学校。家长是儿童的第一任教师。家庭对儿童的个性发展和心理健康具有十分重要的影响。家庭结构完整而且气氛和谐的家庭，有利于儿童心理健康地成长，而破裂家庭或父母不和谐，经常争吵，以及单亲家庭，对儿童身心健康成长明显有不利的影响，容易使儿童产生躯体疾病，同时心理障碍的发生率也较高。如今社会离婚率的上升，直接导致单亲家庭儿童大幅增加，单亲家庭儿童是一个不容忽视的群体。研究发现，单亲子女体验到其父亲或母亲的情感温暖和理解相对较少。当父母感情破裂的时候，相互之间的各种“冷战”、“热战”会给子女以强烈的刺激，使其受惊吓、紧张、恐怖、不知所措，导致思想、行为、精神状态反常。单亲家庭儿童不一定都存在心理健康、人格障碍等方面的问题，但他们中间存在心理健康问题的人相对较多。另外，儿童与父母的关系，父母的教养态度等也会对个体以后的心理健康产生影响。早期与父母建立和保持良好关系，得到充分父爱母爱，受到支持、鼓励的儿童，容易获得安全感和信任感，并对成年后的人格发展、人际交往、社会适应等方面有着积极的促进作用。

学校教育主要包括学校风气和教师因素。良好的校风、班风能够感染学生，促使学生积极向上，团结互助，人际关系和谐。这样的学校心理环境有利于学生心理健康状况的改善和提高。而消极的校风、班风则会使学生情绪低落、压抑、纪律涣散、师生关系紧张，这对学生心理健康会带来极坏的影响。教师对学生的期待和言行也会对学生的心理健康产生不可忽视的影响。教师对学生产生积极的期待和关注，则会出现罗森塔尔效应，有助于学生激发潜力和促进心理健康。相反，如果教师对学生只产生消极的期待和关注，如认为某个学生“没有前途”、“不可救药”等。这不仅会影响学生的学业成绩、成就动机、自信心，也会影响学生的情绪、意志等人格因素。教师的不良言行如过激的批评，甚至辱骂等，也容易使学生的自尊心、自信心受损，产生焦虑、自卑、胆怯等不良心理，甚至产生人格扭曲，留下终生的人格缺陷。教师的教学管理行为和日常行为表现也会对学生的心理健康产生影响。

第三节　不同年龄段的心理健康

案例

刘老伯退休前在一家公司任领导，一直很受尊敬。去年6月退休后，他觉得心里空荡荡的，每天清晨醒来，无所适从，不知道该做什么。每天的生活基本上就是吃饭、睡觉、看电视。一次，他路过单位，本想着进去好好和下属们叙叙旧，没想到很多人看到他连招呼也不打。自打那次起，刘老伯变得郁郁寡欢，心情低落。女儿给他买了几本畅销小说，他才翻了两页就不耐烦了；儿子带他去市中心逛街，他看到川流不息的车辆和喧嚣纷扰的人群就心烦气躁，感到生活无趣……

想一想：如何理解刘老伯不良的情绪状态？他应该如何调整自己？

个体一生的心理发展可分为若干相对独立而又相互联系的阶段。从受精卵形成到新生儿出生称为胎儿期；0~1岁称为乳儿期；1~3岁称为婴儿期；3~7岁称为幼儿期；7～12 岁称为儿童期；12～18 岁称为青少年期，18～35 岁称为青年期，35～60 称为中年期，60 岁以上称为老年期。只有从个体生命萌发之始，就注重心理卫生，才能逐渐培养健康的心理和完善的人格，才能从根本上预防各种心理问题、变态人格、精神疾病和心身疾病等的发生。

一、胎儿期心理健康

（一）优生是人类健康的基础

优生就是生一个健康、聪明的孩子，预防先天畸形和有遗传性疾病的孩子出生。优生是人类健康的基础。健康的小生命能否诞生，取决于配偶的选择以及母亲在妊娠期生理和心理卫生。

1. 配偶选择 禁止近亲结婚，不在狭小的区域内寻找配偶。近亲结婚容易出生弱智儿，子女患遗传性疾病的可能性也很大。血缘关系越远的婚配，他们之间相同的致病基因越少，其后代患遗传性疾病的可能性也越小，他们所生的后代多数比较聪明且身体健康。

2. 婚前检查 通过婚前检查可以发现一些暂时不适于结婚或生子的疾病，可以发现遗传病和遗传性生理缺陷方面的问题，避免下一代患遗传性疾病。

3. 生育年龄 女性年龄太小生殖细胞发育不健全或年龄过大生殖细胞衰退，都会影响胎儿的身体素质和生长发育。最佳妊娠年龄为 23～28 岁。这一阶段胎儿生存率最高，流产率、死胎率、早产率和畸形儿率最低。

4. 孕前准备 受孕前应做健康体检，看是否适宜怀孕。怀孕前 6 个月要注意调整工作环境，尽量避免到污染严重或不卫生的场所去。同时增强体质，戒烟戒酒，为胎儿发育进行营养储备，夫妻关系融洽，保持良好的身体状况和情绪状态。

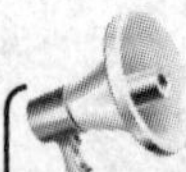

知识链接

21－三体综合征，又称先天愚型或唐氏综合征，是小儿最为常见的由常染色体畸变性所导致的出生缺陷类疾病。该病是由先天因素造成的具有特殊表型的智能障碍。我国活产婴儿中 21－三体综合征的发生率约为 0.5‰～0.6‰，男女之比为 3：2，60% 的患儿在胎儿早期即夭折流产。患儿的主要临床特征为智能障碍、体格发育落后和特殊面容，并可伴有多发畸形。

（二）妊娠期心理健康

几乎所有重大的心理和生理变化都会影响胎儿，注重胎儿的心理健康，其实就是注重妊娠母亲的心理健康。

（1）孕妇要保证足够、合理的营养，注重保健，增强体质，减少疾病。尤其在妊娠的早期，很容易造成胎儿发育畸形或死胎。

(2) 孕妇的情绪要乐观稳定，保证胎儿的正常发育，减少难产和早产的发生。要控制孕妇物理社会环境，排除精神刺激，为其提供最佳的心理健康的环境。

(3) 孕妇应避免烟、酒、X 线等各种有害物质，不可滥用药物，以免造成对胎儿健康的影响和“三致”作用（即致畸、致癌、致突变）。

(三) 胎教

胎教是指有目的、有计划地为胎儿的生长发育实施最佳措施。这对孩子出生后的心理适应、智能的发育十分有利。

1. 音乐胎教 孕妇经常听一些明朗轻快的乐曲，通过神经体液调节将良好的情绪感受传递给胎儿或经孕妇腹壁直接给胎儿播出，以促进胎儿感官功能的发育。

2. 言语胎教 给胎儿取乳名，父母经常隔着腹壁呼唤，并且与之对话或唱歌给胎儿听，以沟通父子、母子问的感情信息，形成孕育、养育、教育孩子的最佳气氛。

3. 抚摸胎教 妊娠6 个月，可进行训练。方法是：孕妇排空小便后平卧，腹部放松，双手指掌慢慢沿着腹壁抚摸胎儿每日 5 ~ 10min，可促进胎儿神经、肌肉的发育。早期有宫缩者禁止训练。

二、乳儿期心理健康

(一) 乳儿期生理心理发展特点

乳儿的消化吸收功能尚未健全，但身体的生长发育迅速，需要大量易消化的营养食物。情绪发展从泛化的愉快和不愉快，逐渐分化成比较复杂的情绪。大脑皮质发育迅速，条件反射和躯体运动日益增多并完善。

(二) 维护乳儿期心理健康的途径

1. 保证乳儿生长发育的营养 应充分满足乳儿对营养的需求，尤其是提供足量的蛋白质和核酸，以促进身体及神经系统的健康发育。提倡母乳喂养，母乳营养充足，可增加乳儿的免疫力和智力的发展，还增加了母亲与孩子在视、听、触摸、语言和情感等方面沟通。

2. 满足乳儿情感的要求 乳儿期已出现极为强烈的依恋需要，所以要经常与孩子交谈、拥抱、亲吻，让孩子享受爱抚，有利于培养乳儿良好的情绪。将孩子抱起来，也扩大了孩子的视野，对孩子的智力发展有好处。

3. 促进感官动作及言语的发展 应有意识地为孩子提供适量视、听、触觉的刺激，如色彩、音乐、光线等。言语的训练可以从4 个月开始，动作的训练可以从2 个月开始。

三、婴儿期心理健康

(一) 婴儿期生理心理发展特点

婴儿的动作发展非常迅速，学会了随意地独立行走，扩大了他们的生活范围。手的动作进一步得到发展，学会了穿衣、拿匙吃饭等。语言发展很快，婴儿期是儿童口头语言发展的关键期。从简单的词、句，发展到掌握基本句型。随着言语的发展，婴儿的自我意识也开始发展。出现了比较复杂的情感体验，有了羞耻感、同情心和嫉妒心等。

（二）维护婴儿期心理健康的途径

1. 运动技能的训练 提供适当的场地让婴儿练习运动技能，如转身、运动、翻滚等，让他们能自如地走、跑、跳。训练比较精细的手活动，如搭积木等。

2. 加强口头言语的训练 言语的训练越早越好，应多与婴儿交谈，鼓励他们说话，说话要规范化，成人尽量少使用儿童语言，否则会影响婴儿标准化言语的发展。

3. 培养婴儿良好的习惯 婴儿期应注意培养：

（1）睡眠习惯 训练婴儿能够独睡及按时睡眠，是培养儿童独立性及生活规律性的开端。

（2）进食习惯 培养婴儿自己进食，以锻炼手的灵活性及学会自己动手处理力所能及的事。

（3）卫生习惯 婴儿期要训练大小便的控制及排泄等卫生习惯，训练时要耐心、和蔼，不要埋怨、斥责。

4. 及时纠正婴儿常见的不良行为 如吮指、咬指甲、口吃、拒食等。

四、幼儿期心理健康

（一）幼儿期生理心理发展特点

3 岁儿童脑重已达 1000g，7 岁时已接近成人。神经纤维髓鞘已基本形成，神经兴奋性逐渐增高，睡眠时间相对减少，条件反射比较稳定，语言进一步发展，掌握词汇量增多，大脑的控制、调节功能逐渐发展。

幼儿人格初步形成，3 岁左右具有初步独立的自我意识，称为"第一反抗期"。性别认同开始发展，已能区分男孩、女孩。幼儿能有意识地进行感知和观察，但注意力容易转移。以形象思维为主，5、6 岁后喜欢提问题，开始出现简单的逻辑思维和判断推理，模仿力极强。幼儿的情绪不稳定、易变，容易受外界事物感染，6、7 岁时情感的控制调节能力有一定发展。意志行为目的性、独立性逐步增长，能使自己的行动服从成人或集体的要求。但自觉性、自制力较差。幼儿期是人格、情感和意志发展的关键期。

（二）维护幼儿期心理健康的途径

1. 恰当引导幼儿的独立愿望 3、4 岁的儿童独立愿望开始增强，家长应因势利导，给予积极的关注与回应，如引导幼儿自己起床、穿衣、刷牙、吃饭、系鞋带和大小便等。以培养他们独立处理事物的能力，增强幼儿的自信。

2. 创造玩耍与游戏情境 玩耍与游戏是孩子的天性，应让幼儿在游戏中成长。如常见的爬滑梯、角色扮演等各种游戏，不仅可以训练幼儿的身体技能，如身体的平衡功能、反应速度等，还可以提高幼儿的人际交往能力和良好品质，如纪律性和助人观念等。

3. 培养良好的行为习惯 习惯是个体在后天环境中通过学习和训练形成的。幼年时期养成的习惯，如饮食、睡眠、排便、清洁、文明礼貌等良好习惯，有助于逐步塑造幼儿的健康人格。要及时纠正幼儿期常见的不良行为，如遗尿、咬指甲、做怪脸、口吃和厌食等。

4. 正确对待孩子的过失和无理取闹 幼儿偶尔的无理取闹，常常是为了引起大人的注意，对此，应很好地说明道理，不能无原则地迁就或哄劝，否则会对哭闹行为起到强化作用，形成哭闹的恶习。对幼儿的过失要正面引导，不打骂、不压服，鼓励孩子心情舒畅地、正确地认识过失，改正错误，批评教育孩子时，父母口径要一致。

五、儿童期心理健康

（一）儿童期生理心理发展特点

此期脑的发育已趋向成熟，由1250g增高到1350g。除生殖系统外，其他器官已接近成人。大脑皮质兴奋和抑制过程逐步发展，行为自控管理能力增强。

这一时期是智力发展最快的时期，各种感觉的感受性不断提高，知觉的分析与综合水平开始发展。有意注意发展迅速，注意的稳定性增长，分配能力提高。记忆从机械记忆逐渐向理解记忆发展，无意记忆向有意记忆发展。形象思维逐步向抽象逻辑思维过渡。口头语言发展迅速，开始大规模地进行书面语言的训练，词汇量不断增加，进一步促进了儿童思维的发展。

儿童对事物富于热情，好奇心强，但辨别力差。情绪表现直接、外露、波动大，但已开始学着控制自己的情绪。

（二）维护儿童期心理健康的途径

1. 培养适应能力 学龄儿童入学，由以游戏为主的生活过渡到以学习为主的校园生活，会出现适应困难。家长可在儿童入学前提前改变饮食、起居规律，使之与学校一致。学校中要注重新生课堂学习常规、品德常规训练。要注重教学的直观性、趣味性。要引导儿童建立快乐、温暖的学校生活。

2. 激发学习动机 儿童有极强的求知欲和想像力，教师要注意安排好学习活动，培养学生的学习兴趣，培养正确的学习动机、学习态度、学习习惯和方法。例如，专心听课、积极思考、踊跃发言、独立完成作业、自己整理学习用品等。

3. 积极参加集体活动 引导儿童参加集体活动，在活动中加强同学之间、师生之间的人际交往，做到关心集体，尊重他人，团结互助，待人礼貌，形成坚强的意志和树立正确的社会道德行为准则。同时，在集体活动中，重视儿童各种能力和技能的培养，注意儿童思维的灵活性、多向性和想像力的培养。

4. 纠正不良行为 由于儿童的自我控制与调节能力不够完善，对社会现象辨别能力较差，可能会模仿一些不良行为，如说谎、打架、偷窃等，因此，应早预防，早教育，帮助他们分析社会上存在的各种现象，给予正确指导，防止不良行为的发生。

六、青春期心理健康

（一）青春期生理心理发展特点

青春期是个体从儿童过渡到青年，逐步达到生理和心理上成熟的阶段，又被称为“青少年期”、“心理断乳期”、“人生第二反抗期”、“暴风骤雨期”。大脑神经系统迅速发育，脑功能基本健全，但还不能从事长时间的脑力活动，容易出现脑疲劳。体格发育加快，达到人生发育的第二高峰。

青春期抽象逻辑思维开始占主导地位，善于接受新事物，逐渐学会了独立思考问题。但由于社会阅历较浅，对问题的看法常带有主观性和片面性。情绪活跃，富有感染力，但情绪发展还欠成熟、稳定，容易冲动失衡，易感情用事。

随着性功能的逐渐成熟，性意识开始觉醒，青少年意识到了两性之间的差别和关系，对异性产生朦胧的好奇，出现了的性欲望和性冲动。由于缺乏必要的性科学知识和心理上的准备，加之社会文化风俗的影响与制约，常常对异性产生神秘感、好奇心、羞耻感等心理矛盾，在异性面前表现为羞涩、腼腆和拘谨，有的故意标新立异来吸引异性的注意。

自我意识快速发展，逐渐形成了独特的个性及行为方式。能够觉察理想自我与现实自我的距离。同时也出现自我意识多方面的矛盾，如独立性与依赖性、理想我与现实我、交往需要与自我封闭的矛盾。

（二）维护青春期心理健康的途径

1. 提高自我认同感 青少年一方面对自己的各种需求和愿望强烈要求进行独立的思考和选择，因而常常产生对师长和父母的对抗情绪。另一方面，因阅历不深，认知能力有限，又易形成困难与矛盾。因此，要引导青少年客观地认识和评价自己，悦纳现实自我，树立符合实际的理想自我，同时以积极向上的心态，追求理想自我的实现。

2. 理性的对待性意识 及时地对青少年进行合理，科学的性教育，包括性生理健康、性心理健康、性道德和法制教育。例如，正确认识月经、遗精、性梦等正常生理和心理现象，消除对性器官和第二性征的神秘、好奇、不安、困惑和恐惧。要引导青少年养成良好的生活方式，注意性器官的清洁卫生，积极预防和治疗各种心身疾病。进行伦理道德观、恋爱观、婚姻观的教育，培养学生健康的异性交往心理。

3. 提高学习能力 学习是青少年主要的生活任务，是为了未来的人生道路奠定基础。因此，应引导青少年认识知识的力量和学习的意义，讲究科学高效的学习方法，确定合适的奋斗目标，并尽力消除影响学习的消极因素，如学习兴趣不足、成就欲望低下、抱负水平不高、情绪波动、同学关系紧张、受教师歧视、学习能力低下等因素。

4. 积极关注成长性心理问题 青春期会出现很多成长性心理问题，主要表现在学习、人际关系、性困惑和早恋、社会适应等方面。全社会都应关注青春期青少年的心理健康问题，广泛开展心理健康教育。例如，开设性教育课，举办心理卫生知识专题讲座，开展个别性和团体性心理咨询或心理辅导，出现问题及时调适。

七、青年期心理健康

（一）青年期生理心理发展特点

这一时期个体的生理发展基本完成，已具备成年人的体格及各种生理功能，骨骼已全部骨化，身高达最大值，第二性征在19～20岁彻底完成，脉搏随年龄增长而逐渐减慢，血压趋于稳定，肺活量增加且稳定。机体在活动中表现出来的力量、耐力、速度、灵敏性和柔韧性等在青年期都进入高峰。

大脑神经结构发育完善，求知欲旺盛，思想活跃，观察力和记忆力发展达到高峰。逻辑思维能力加强，分析问题和解决问题的能力得到充分发展。口语表达趋于完善，书面语言表达基本成熟。情感以认知为基础，丰富深刻，不稳定情绪的自我控制能力随年龄的增长提高。意志的自觉性与主动性增强，遇事常常愿意主动钻研，自制力与坚持精神都有所增强，能进行各种精细操作。作为社会成员的人格特征也不断完善，人生观、世界观逐步形成。

（二）维护青年期心理健康的途径

1. 增强社会适应能力　青年期的自我意识迅猛增长，成人感和独立感、自尊心与自信越来越强烈，期望个人的见解能得到社会与他人的尊重，相信自己的力量，具有很强的参与意识和创新精神。在实现自我价值的过程中获得个人成就感和心理上的满足。但是他们的社会阅历少，涉世不深，对现实生活中可能遇到的困难和阻力估计不足，社会成熟则显得相对迟缓，遇到各种挫折与复杂的人际关系缺乏亲身体验，会产生挫败感甚至是社交障碍。因此应使青年人能深刻地认识自己，了解自己的长处与不足，将奋斗的目标建立在经过努力可以达到的范围内，学会理性应对挫折。

2. 学会情绪的自我调控　青年人富有理想和热情，但心境变化和情绪波动较大，易受周围环境变化的影响，在学业、生活、人际关系等方面都会引起情绪的波动，如果不能满足需要则引起强烈的情绪不满和受挫感。不善于处理情感与理智之间的关系，以致不能坚持正确的认识和理智的控制。因此应注意：①引导青年人正确、客观的评价自己，树立正确的人生观，保持乐观向上的生活心态。②合理地发泄地不良情绪，能够经常反省，改变自己内心的不合理观念，做情绪的主人。

3. 提高人际交往和沟通能力　青年期是人一生中的社会交往活动极其活跃的时期。活动形式丰富多彩，如朋友聚会、联谊活动、婚恋活动等。人际交往不仅使青年人获得情感需求的满足和归属感，而且帮助青年人更加全面地认识和评价自己，更好地施展自己的聪明才智，获得事业上的成功。因此，提高人际沟通能力尤为重要。

4. 树立正确的婚恋观　青年期的婚恋观教育是人生观教育的重要内容。青年期对恋爱本质、择偶原则与标准、性行为与性道德等问题的认识与评价，将会影响其正确人生价值观的建立。要进行正确的伦理道德观念、恋爱观和婚姻观的教育，处理好恋爱、婚姻与家庭的关系。

八、中年期心理健康

（一）中年期生理心理发展特点

中年期是个体一生中发展最成熟、经验最丰富、工作能力最强，同时也是社会负担和心理压力最大的时期。糖尿病等慢性疾病的发病率增高，性腺功能降低，性欲减退。中年后期，因内分泌功能紊乱而出现更年期综合征。

中年期知识的积累和思维能力都达到了较高的水平，容易取得成果或事业上的成功。情绪趋于稳定，能够根据客观情境控制和调节自己的情绪，较少冲动性。意志耐受力强，自我意识明确，了解自己的才能和所处的社会地位。个性稳定，在思想、情感、行为方式以及处理问题的方式方法上，具有鲜明的个人色彩，并以自己独特的方式建立稳定的社会关系。

同时，他们的社会责任非常沉重，需要工作、抚养后代、照料老人、处理复杂的人际关系和社会关系。由于中年期生理功能的逐渐下降，导致心理上产生诸多的问题如自我价值感逐步丧失，若不能及时调整心身状态，易导致心理问题或心身疾病。

（二）维护中年期心理健康的途径

1. 量力而行 对自己的精力和时间要有正确地认识和估计，停止超负荷运转，量力而行，尽力而为，不为眼前的利益而牺牲自己的健康。善于自我控制、自我调节、自我教育，以保持良好的心境与稳定的情绪。

2. 保持良好的人际关系 人际关系是中年期心理紧张的重要原因之一。中年人应调整认知结构，正确认识和对待自己的经济地位、工作环境和生活变迁等问题。以积极、全面、善意的交往为基础，克服虚荣、嫉妒、冲动、软弱和过分内向的性格倾向，养成热情、开朗、宽宏、富有责任心的良好心理品质。正确处理家庭问题，协调好上下级关系及同事关系。

3. 修身养性，陶冶性情 中年人应主动发展琴棋书画等业余爱好，参与适当的文体活动，不仅能消除疲劳，健壮体格，还能陶冶性情，有利于保持心理平衡。同时，要学会用放松技术来调节自己，如生物反馈、气功、太极拳等均是很好的放松方法。

4. 处理好家庭关系 家庭是中年人情感的主要源泉，不和谐的夫妻关系，亲子关系、婆媳关系都会成为影响心理健康的重要因素。首先要增进夫妻间的沟通交流，互敬互爱，互信互助，消除误会，保持在情感和行为上较高的同一性。正确表达对子女的爱护，保持亲子间的良好沟通。

5. 重视心理咨询，防止心身疾病 中年人心理负荷大，是各种心身疾病和精神病的高发年龄，因此，中年人应重视心理咨询，遇有严重心理紧张而难以自我消除时，应寻求咨询帮助，加强自我心理卫生。

九、老年期心理健康

（一）老年期生理心理发展特点

老年期生理功能减退，除皮肤松弛，毛发稀疏变白，牙齿脱落，体形外表变化外，内脏器官生理功能老化，视力减退，听力减弱，动作缓慢，骨质疏松易骨折，性功能减退，消化系统、内分泌系统功能降低，严重者出现脑血管、心血管的病状。

老年人心理上出现记忆力减退，表现为对往事回忆生动清晰，但对近期事易遗忘；机械记忆差，意义识记较好；判断能力和注意力减退；晶体智力保持良好，液体智力下降；情绪趋向不稳定，易兴奋、激惹，喜欢唠叨，常与人争论；人格发生改变，办事变得刻板、固执，自我为中心，常常影响人际关系。

由于退休和社会职能的变化，家庭变故如丧偶、子女离家，亲友往来减少，信息不灵，经济上不能独立，生活困难等问题，由此老年人易产生孤独、恐惧、固执、多疑等心理问题，如不及时调整，将影响老年人的心身健康。

（二）维护老年期心理健康的途径

1. 保持乐观的情绪　老年人要豁达开朗、宽容大度、知足常乐，遇急事不惊恐，遇难事不急躁，遇悲事不过分伤心，遇喜事不过于兴奋。正确对待各种生活事件，遇到不良生活事件要面对现实，与家人、亲朋共同商量解决，共同分忧，多从积极方面去考虑。

2. 正视现实，发挥余热　退休前要计划好退休后的生活、工作安排，淡化权利观和金钱观。把工作角色逐渐转变为家庭角色。培养多种爱好，充实老年生活，尽可能地回到社会活动中去发挥余热，做力所能及的事，既有益心身健康，又为社会做出新贡献。

3. 合理用脑，积极活动　坚持适量的、不间断的体力与脑力的活动，可延缓脑功能和躯体功能的衰退。坚持参加各种运动，如看报、写作、散步、慢跑、打太极拳等。

4. 生活规律，营养合理　饮食起居要适当，不熬夜、不过劳、不吸烟、不酗酒，多吃牛奶、排骨等含钙质的食物，延缓骨质疏松。

5. 发挥社会支持系统作用　家庭成员应敬老、爱老，为老人提供情感支持。社会应为老年人提供高质量的保健机构和活动场所，提供各种方便，满足老年人的社会需要，以确保老人安度晚年。

单元小结

健康是指躯体和精神上的一种稳定、充满活力的一般状态。心理健康的标准包括八个方面：了解自我、悦纳自我；接受他人、善于人处；正视现实、接受现实；乐于工作、热爱生活；能协调与控制情绪；人格完整和谐；智力正常；心理行为符合年龄特征。判断心理正常与否应依据以下四个标准：内省经验标准、统计学标准、医学标准和社会适应标准。心理健康的影响因素主要有生物因素和社会因素。从个体生命萌发之始，就应注重心理卫生，这样才能逐渐培养健康的心理和完善的人格，不同年龄阶段的个体维护心理健康的途径不同。

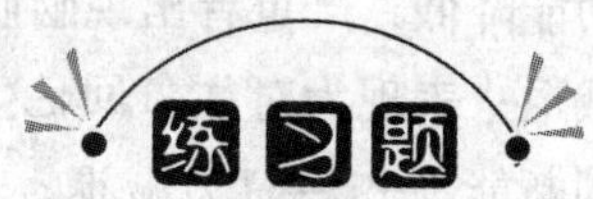

一、单项选择题（A_1 型题）

1. 为了有利于孩子的心理健康，最佳生育年龄是（　　）

A. 18～25 岁　B. 22～25 岁　C. 23～28 岁　D. 18～28 岁

2. 被心理学家霍尔称为“暴风骤雨期”的时期是（　　）

A. 中年期　B. 幼儿期　C. 青年期　D. 青少年期

3. 儿童口头语言发展的关键期是（　　）

A. 婴儿期　B. 幼儿期　C. 乳儿期　D. 儿童期

4. 人格、情感和意志发展的关键期是（　　）

A. 幼儿期　B. 儿童期　C. 婴儿期　D. 乳儿期

二、填空题

1. 心理发展的第一反抗期出现在________期，第二反抗期是指________期。

2. 健康包括________、________、________、和________。

3. 心理健康的标准包括以下八个方面：________、________、________、________、________、________、________和________。

4. 青少年期心理健康的途径有________、________、________、________和________。

5. 影响心理健康的生物因素有________、________、________和________。

（孙士梅）

第四单元 心理应激与心理危机干预

要点导航

1. 掌握心理应激和心理危机干预的基本概念。
2. 了解心理应激对健康的影响，掌握应激应对的方法。
3. 熟悉常见心理危机干预的原则和方法。
4. 运用应激应对理论提高应激应对能力；指导患者适时化解心理危机。

现代社会，竞争日趋激烈，生活充斥着压力和紧张，心理应激和心理危机对人心身健康的影响越来越突出。因此，掌握心理应激应对，了解心理危机干预方法是护理心理学的重要内容，也是护理专业学生应当学习和掌握的知识和技能。

第一节　心理应激

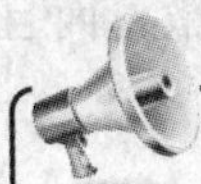

知识链接

A，39 岁，男，大学学历，私企老板。

自诉：在一次车祸后，我就开始做噩梦，几乎天天做。实际上我希望车祸的阴影尽快消失，可是，天不遂人愿，车祸那天那可怕的情景在我睡梦的脑海里经常浮现。梦境的内容十分逼真——破碎的车辆、红色的血迹、昏厥、疼痛和呻吟，就像是刚刚经历了那场车祸。每当和别人谈起此事时，他们都认为我的反应是正常的，但是长期以来，每天晚上的噩梦影响了我的睡眠和第二天的工作，我去了医院，医生给我开了安眠药，说可以帮助我睡眠。

服用安眠药后，受噩梦困扰的症状有了明显减轻，但仍然不敢回到发生车祸的那个十字路口，也不敢自己开车，而且不能从那个路口通过，否则就会引起我强烈的回忆——就像电影原始镜头的闪回，这使我感到十分恐惧。为避免出现此类情景，我的妻子很快对行车路线作了调整，尽量不经过车祸地点。妻子对我十分理解和关照，为了帮助我，她做了很大牺牲。可是车祸过了六个多月，我仍然不敢自己开车。这严重地影响了我的活动空间，并直接影响了我的工作。

解析：车祸创伤刺激后的恐惧反应，大多数无需治疗，随着时间推移可自行恢复常态。但少数患者的反应强烈而持久，可表现为噩梦和睡眠障碍，这种忧虑和恐惧不安持续发展，会严重影响正常生活，并导致心身疾病。

一、心理应激的概念

一个人受到威胁、受到惊吓，或产生不祥预感，或学习工作压力大等，都会体验到紧张情绪，出现心身不良反应，称为机体处于应激状态。适度的心理应激，可以提高机体的警觉水平，提升人们适应生活的能力，促进身心健康。但是，过于强烈而持久的心理应激，会损害人们的社会适应功能，降低机体对外界致病因素的抵御，导致人们罹患疾病。

应激一词来源于拉丁文，原意是指“扩张、延伸、抽取”，现指动员生理和心理的资源来满足有机体的需求。拉瑞鲁斯（1968）认为，心理应激是指人对外界有害物、威胁、挑战经认知评价后，所产生的生理、心理和行为反应。

心理应激实际上是人与内外环境之间信息和能力不对称而产生的心身反应。人的生命过程，会不断产生各种需求，当人的需求和满足需求的能力不相适应时，就出现了心身不平衡状态。如果不平衡得到及时调整，应激可能不出现或很快消除，如果不平衡强烈而持久，机体又难以应对，就会产生应激反应。

所以，心理应激是由内外刺激引起的、被个体察知的、需求和满足需求的能力不相适应时，人体所产生的心身紧张状态。

不仅灾难性事件或负面生活事件如死亡、疾病、离婚、失业等会产生应激，而且美好或正面生活事件如结婚、生子、升学、乔迁、中奖等也可以产生应激。

二、应激源及其分类

（一）应激源的概念

心理应激总是由来自环境或自身内部的刺激引起的。所以，凡是能引起应激反应的各种刺激物——人物、事件、现象、心理冲突、不祥预感等，都叫做应激源。但是，刺激物的刺激必须是个体察知和评价后，才能引起心理和生理反应，也就是个体如果没有察知，就不会产生应激反应。

（二）应激源的分类

根据不同的刺激归类，可以将应激源分为以下几类（图 4 –1）：

1. 躯体性应激源 是指直接作用于躯体的物理化学以及生物学刺激物。如噪音、环境污染、损伤、微生物或疾病。过去只注重应激引起的生理反应而忽视了心理反应，现在认为这类应激源不但引起生理反应，也常常改变人的精神情绪，导致不良心理反应。

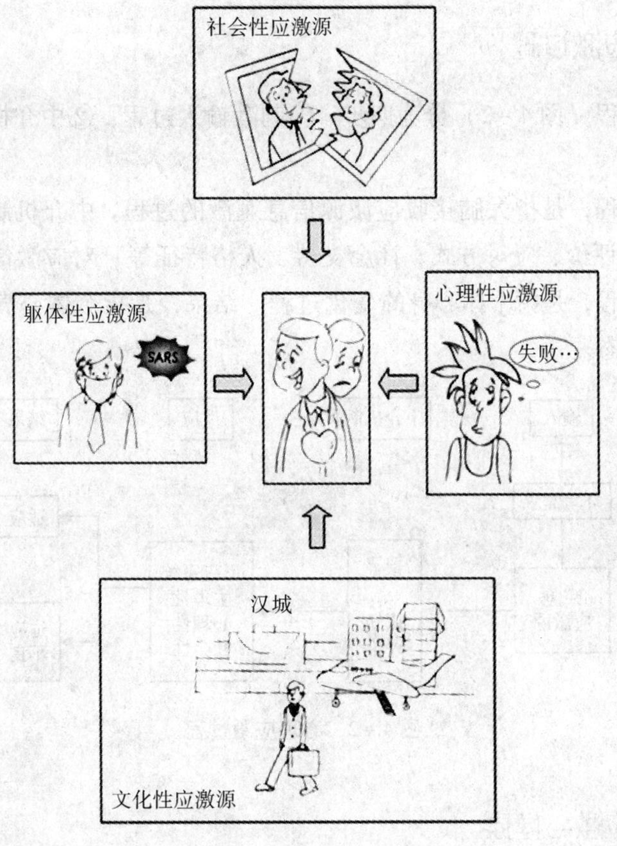

图 4－1　应激源的分类

2. 心理性应激源　是指来自于个体大脑中的紧张性信息。包括心理冲突和挫折、脱离实际的过高期望、不祥预感、人际冲突及生活或工作责任带来的压力等。不符合客观现实及规律的自我认知评价，是应激产生的主要心理因素。

3. 文化性应激源　是指语言、风俗习惯、生活方式、宗教信仰、受教育程度等差异因素，这些因素能给人带来刺激和影响，引起人的身心失衡。

4. 社会性应激源　从社会机构方面来看，包括来自家庭、学校和社区等环境的影响；从社会进程方面看，包括社会结构的变化、家庭不和、父母离异、竞争、丧亲、自然灾害等。

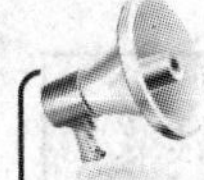

知识链接

创伤后应激综合征（PTSD），是对异乎寻常的威胁或灾难性应激事件的一种延迟反应，是一种事后的心身紧张状态。这类事件几乎能使每个人产生弥漫的痛苦，如车祸、战争、严重事故、目睹他人惨死等。

三、心理应激过程

心理应激过程（图4－2）分为四步：①刺激输入过程；②中介机制过程；③反应过程；④结果。

刺激输入过程，是指大脑接收应激源信息刺激的过程。中介机制过程，是指大脑运用资源（认知评价、应对方式、社会支持、人格特征等）对应激信息进行处理加工的过程。反应过程，是指个体心身的变化过程。结果，是指个体心身变化后是否适应或恢复平衡的状态。

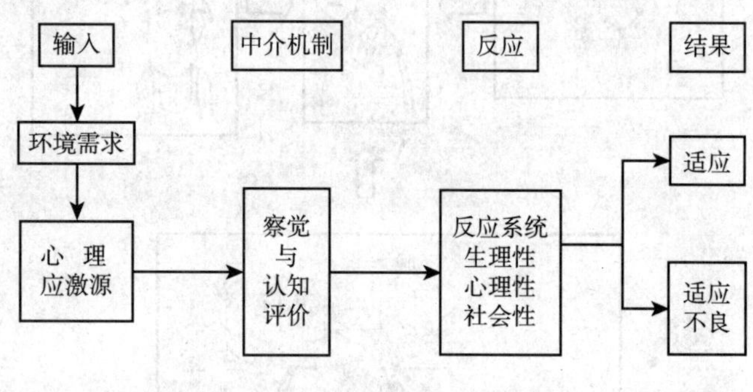

图4－2　心理应激过程

四、心理应激与健康

心理应激是由各种应激源的刺激产生的。当个体察知到刺激的影响后，机体会出现一系列心身变化，如果机体对这些变化很快适应，则应激对健康是有利的，可以促进健康；如果机体对这些变化不能适应或适应不良，则应激对健康是不利的，就会危害健康（图4－3）。

（一）应激的积极影响

1. 适当的应激可以促进人的身心健康　童年时期的应激经历可以培养个体在后来生活中的应对和适应能力，从而可以有效的对抗和耐受各种紧张性刺激和致病因子的侵袭。

美国的一个动物实验研究表明，早期持续经受生物刺激的小鼠，比生下来就完全没有受到刺激的小鼠平均寿命延长一倍。如果说人的身体健康成长和发育离不开生物性刺激，那么心理、社会刺激也一定是促进身心健康不可或缺的因素。实际上健全的人格和适应生活变化的能力是心理健康的重要标志，它们是在长期的社会生活中抗御和协调各种刺

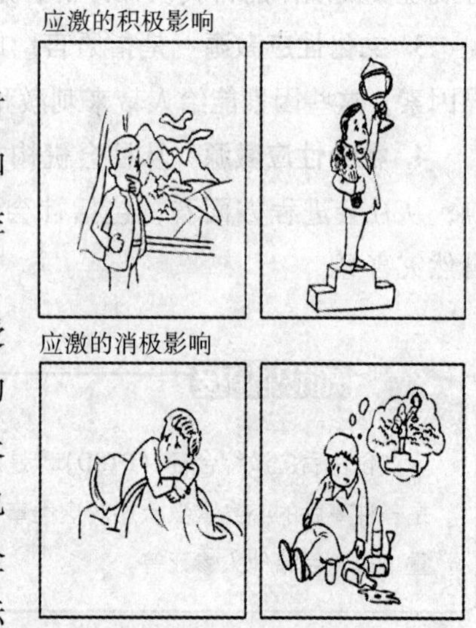

图4－3　应激的影响

激影响逐渐形成的。

2. 适当的应激是维持正常心理和生理功能的必要条件 人从生到死完成整个生命周期，总是会遭受到来自各方面的刺激和影响，解决问题和应对挑战既可引起紧张和烦恼，也可带来满足和喜悦。没有紧张，也就没有松弛；没有痛苦，也就没有幸福。工业心理学中许多关于流水线作业的研究表明，由于工作缺乏变化和挑战性，很多工人会感到疲乏、厌烦和嗜睡，注意力不集中或易激惹，说明单调的工作会损害工人的身心健康。适当的刺激可以调整工人的心身状态，起到一种积极的推动作用。如高速公路上的弯路、坡道和醒目的警示牌及路面设置的减速带等，可刺激司机警醒避免疲劳驾驶。

适当的心理应激可以消除单调乏味的疲惫情绪，提高学习、工作的专注度，提升学习和工作效率。

（二）应激的消极影响

1. 心理应激会引起不良生理和心理反应 心理应激引起的生理反应如果比较强烈，就会以症状和体征的形式出现于临床，并成为身体不适、虚弱、精神痛苦的根源。由于应激的生理和心理反应有较大的个体差异，因此，临床上一般表现为两种形式。

（1）急性心理应激综合征 常表现为急性焦虑反应、血管迷走反应和过度换气综合征。这种急性心理应激综合征与一些躯体疾病很类似，如甲状腺功能亢进、低血糖、冠状动脉粥样硬化性心脏病等。所以，在临床诊断时，应注意认真甄别。

（2）慢性心理应激综合征 慢性心理应激状态下的人，常诉说头痛、失眠、消瘦及其他各种躯体症状，这些人常辗转于医院各临床科室之间，治疗却常常达不到目的，造成了经济上的浪费和精力的消耗，增加了个人痛苦和家庭负担。

2. 心理应激可引发多种疾病或加重激化病情 在神经症、精神疾病和心身疾病中，心理应激起着较大的作用，它不仅可降低个体对这类疾病的抵抗力，而且影响其症状的构成。应激可使有生理始基的人易罹患溃疡病，也可导致冠状动脉痉挛、供血不足，直接诱发心绞痛或心肌梗死，这也是冠状动脉粥样硬化性心脏病猝死的主要原因。

心理应激还可诱发高血压，导致脑血管硬化病人发生脑血管痉挛、脑出血。心理应激引起和加重疾病的情况在临床上非常多见，心理应激虽不是唯一的因素，却是影响某些疾病发生、发展和转归的重要因素。

第二节 应激反应与应对

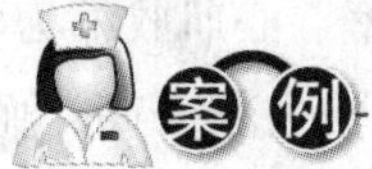

B，31岁，女，高中文化，事业单位员工。

自诉：每当我工作压力大或同事关系紧张时，就会出现担忧心理。一些莫名其妙的想法会进入我的大脑，让我心烦意乱，不能自制。此时我会全身紧张、呼吸加快、四肢发颤。甚至认为这种担忧和紧张一定会对自己的身体造成危害，带来疾病。在一次紧张过后，我感到胃疼和胸部不适，后来心理医师告诉我，这是惊恐。第一次惊恐发作以后，我对自己身体上的每一种感觉就变得越来越敏感起来，特别是胸部的不适。第一次发作时，我认定胸部的疼痛不适是心脏病发作的结果。尽管临床医生检查后，认为我的心脏完全正常，并且对我解释说：每个人都会出现疼痛不适。我还是感到担心和恐惧。在医院的诊疗室里，医生的解释虽然明显地消除了我的顾虑，但很快我又感到胸痛，惊恐发作又来了。

后来医生试用了呼吸调节法。他告诉我，当我们感到恐惧时，呼吸就会加快，过快的呼吸会引起胸痛，胸痛的出现又会增加恐惧感，进一步使呼吸加快。这样就导致了一种恶性循环。起初我不相信医生的话，但当他给我作了演示后，我完全相信了。他演示如何缓慢、均匀呼吸后，要我开始快速呼吸，几秒钟后，我就感到胸痛、眩晕，又像是“心脏病发作”了。紧接着，他开始叫我调节呼吸，呼吸变慢。这时奇迹出现了，我的眩晕消失了，我的胸痛减轻了。医生又让我重复几次，就好像我能够自己控制症状似的。

解析：每个人在应激时，呼吸都会加快。当过度呼吸持续时间过长，或在应激时出现过度呼吸，都会产生非常不快的身体感受。过度呼吸的反应包括：脸部、手、四肢刺痛感；肌肉颤抖和痉挛；呼吸困难；无力和疲劳；胸部和胃部疼痛不适等。

使用放松和呼吸调节法可以有效地应对过度呼吸综合征，使惊惧、焦虑等应激状态得到缓解和改善，使机体恢复适应，回到心身平衡状态。

一、应激反应

当个体察知到应激源的刺激后，就会产生各种心理、生理和行为的变化，这种变化叫应激反应。

应激反应一般分为生理反应、心理反应和行为反应。

（一）应激的生理反应

心理应激的生理反应以神经解剖学为基础，在应激状态下，大脑皮质统一指挥和控制着人的各种活动，应激生理反应往往同交感－肾上腺髓质系统、下丘脑－腺垂体－靶腺轴和免疫系统的活动密切相关。

1. 交感－肾上腺髓质系统 当机体处于强烈的应激状态时，这个系统的活动常有明显的增强。坎农通过动物实验发现，在应激状态下，实验动物的心率、心肌收缩力、心排血量和血压都增加；呼吸加快；肝糖原加速分解转化为葡萄糖，使血糖升高；血中游离脂肪酸增多；血凝时间减短；儿茶酚胺分泌增多，从而使中枢神经系统兴奋性升高，机体变得警觉、敏感。坎农认为，这些生理反应既为应对应激源提供了必要的能量，又能保护动物不至于因为受伤而过多失血。

在某些情况下，有些个体在面对应激源时可能出现副交感神经活动相对增强的情况。可出现心率减慢、心排血量和血压下降、血糖降低等，可导致眩晕和休克等。

2. 下丘脑－腺垂体－靶腺轴 下丘脑肽能神经元分泌的神经肽调节着腺垂体的活动，腺垂体起着上连中枢神经系统，下接靶腺轴的桥梁作用。肾上腺皮质是腺垂体的重要靶腺之一，在心理应激状态下，下丘脑－腺垂体－肾上腺皮质轴活动增强，同时抑制葡萄糖的消耗，从而使血糖升高。有时盐皮质激素也增加，引起血容量的增加。

3. 免疫系统 免疫系统是保护机体免受细菌或病毒等有害物质侵袭的系统。近年来的研究显示：大脑作为环境与免疫系统间的协调者，在调节机体对各种应激源的免疫防御中起重要作用。大脑同免疫系统间有神经和体液的联系，应激引起的交感、肾上腺系统兴奋可以伴有儿茶酚胺及阿片样物质的释放，作用于淋巴细胞受体。如果个体暴露于应激源之下，初始阶段个体免疫功能会受到抑制，对疾病的易感性会提高，后期可能反应为免疫功能增强或紊乱。

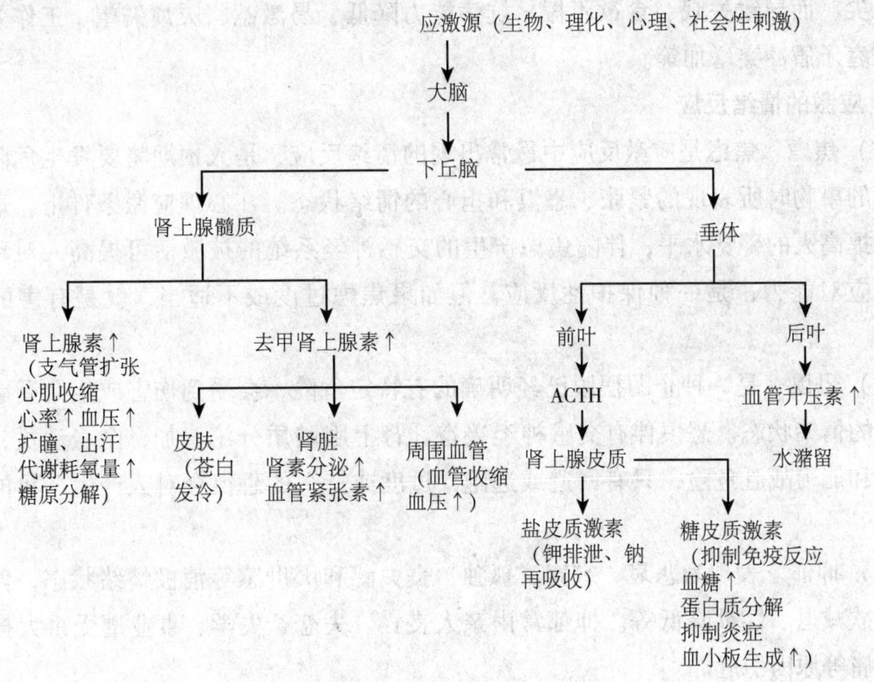

图4－4 应激反应中的生理变化

不同的个体对相同的应激源刺激所产生的生理反应（图4－4）是不同的。但对个体生理反应而言这种反应是非特异性反应。当动物受到应激源强烈袭击时，就会出现一系列的生理反应：心率加快，心肌收缩力增强，心排血量增加，血压升高；呼吸加快加深，每分钟通气量加大；脾脏缩小，皮肤与内脏血供应减少，脑与肌肉血流量增多；肝糖原加速分解转化为葡萄糖，从而使血糖升高；中枢神经系统兴奋性升高，机体变得警觉、敏感。这样的生理反应为动物做好了战斗或逃跑的准备，既为应对应激源提供了必要的能量，又保护动物受到伤害时少流血。人在急性应激时也会产生类似动物的生理反应。

（二）应激的心理反应

应激状态下的心理反应可以分为积极反应和消极反应两大类。①积极的心理反应是指适度的皮质唤醒水平和情绪唤醒，注意力集中，积极的思维和动机调整等。这些反应有利于机体对应激源的各种信息进行正确认知评价，选择恰当应对策略，充分发挥潜能，达到消除应激源目的，或把应激源的伤害降到最低水平，保护自己的生存环境。②消极的心理反应是指过度的生理唤醒和情绪唤醒，导致认知能力、自我评价的降低或丧失，这类反应会使机体不能正确评价现实情况和行为后果，往往不能选择恰当应对策略和正常发挥适应能力而造成严重的不良后果。应激状态下的情绪反应主要有焦虑、恐惧、愤怒、抑郁、敌意、自怜等。应激引起的消极情绪会破坏人的心理平衡，损害人的正常认知功能，使认知范围缩小，认知过程死板，观察客观事物偏激或钻牛角尖，而导致失眠、食欲不振、抗病能力降低、易激惹、厌烦失望、工作效率下降、家庭矛盾冲突增加等。

1. 应激的情绪反应

（1）焦虑　焦虑是应激反应中最常出现的情绪反应，是人预期将要发生危险或不良后果的事物时所表现的紧张、恐惧和担心的情绪状态。在心理应激条件下，适度的焦虑可提高人的警觉水平，伴随焦虑产生的交感神经系统的被激活可提高人对环境的适应和应对能力，是一种保护性反应。但如果焦虑过度或不适当，就是有害的心理反应。

（2）恐惧　是一种企图摆脱已经明确的有特定危险，会受到伤害或生命受威胁的情景时的情绪状态。恐惧伴有交感神经兴奋，肾上腺髓质分泌增加，全身动员，但没有信心和能力战胜危险，只有回避或逃跑，过度或持久的恐惧会对人产生严重的不利影响。

（3）抑郁　表现为悲哀、寂寞、孤独、丧失感和厌世感等消极情绪状态，伴有失眠、食欲减退、性欲降低等。抑郁常由亲人丧亡、失恋、失学、事业遭受重大挫折和长期病痛等原因引起。

（4）愤怒　是与挫折和威胁有关的情绪状态，由于目标受到阻碍，自尊心受到打击，为排除阻碍或恢复自尊，常可激起愤怒。愤怒时交感神经兴奋，肾上腺分泌增加，因而心率加快，心排血量增加，血液重新分配，支气管扩张，肝糖原分解，并多伴有攻击性行为。

上述负性情绪反应可以严重地损害人的认知功能，甚至造成认知功能障碍。因为它们破坏了人的心理平衡，而心理平衡是准确感知、记忆和逻辑思维的前提。有时候在这些情绪反应同认知功能障碍间形成恶性循环，从而使人陷入难以自拔的困境。这些消极情绪也会同当事人消极的自我评价互为因果，形成恶性循环。此时，一个人会觉得活着没有价值或意义，丧失了活动的能力和兴趣，甚至自恨、自责和自杀。自我防御机制和社会支持有助于帮助这些人摆脱危机。

2. 应激的认知失调

在面对严重的应激时，人们常常出现认知损伤。主要的表现有：难以集中注意力，很难合乎逻辑地进行完整的思维，尤其是复杂的思维任务的效果会大大降低。应激通过分散注意力、增加认知负担、耗竭认知资源而加重知觉和认知负荷。例如，考试容易焦虑的学生，既担心自己复习不充分，又担心失败。这些消极思想很容易分心，或忽视、误解题目所提供的一些信息，甚至很熟悉的内容也是一片空白。

美国心理学家阿诺德认为，情绪与人们对事物的评估相联系，人的认知过程左右人们对情绪的解释和反应。当一个人把知觉的对象评估为有益时，就会产生接近的体验和相应的生理反应；当一个人把知觉对象评估为有害时，就会产生回避的反应和相应的生理变化；当评估为与己无关时，就会产生漠然的体验而予以忽视。在不同的情景下，其知觉对象尽管相同，但个体的情绪反应会因个体对情景的评估及其过去经验不同而有所不同，所以应激反应的强弱也就不同。这与个体人格特征、以往经历、价值观念、文化教育等因素有密切关系。

（三）应激的行为反应

伴随应激的心理反应，机体在外表行为上也会发生改变，这是机体为缓冲应激对个体自身的影响，摆脱心身紧张状态而采取的应对行为策略，以顺应环境的需要。

1. 逃避与回避　都是为了远离应激源的行为。逃避是指已经接触到应激源后而采取的远离应激源的行动；回避是指事先已知应激源将要出现，在未接触应激源之前就采取行动远离应激源。两者的目的都是为了摆脱情绪应激，排除自我烦恼。

2. 退化与依赖　退化是当人受到挫折或遭遇应激时，放弃成年人的应对方式，使用幼儿时期的方式应付环境变化或满足自己的欲望。退化行为主要是为了获得别人的同情、支持和照顾，以减轻心理上的压力和痛苦。退化行为必然会伴随依赖心理和行为，处处依靠别人关心照顾，自己不努力完成本应自己做的事情，多见于病情危重经抢救脱险后的病人。

3. 敌对与攻击　其共同的心理基础是愤怒。敌对是内心有攻击的欲望但表现出来的是不友好、漫骂、憎恨或羞辱别人。攻击是在某些应激刺激下，个体以攻击方式做出反应，攻击对象可以是人或物，可以针对别人也可以针对自己。例如，临床上某些病人表现不肯服药或拒绝接受治疗，表现出自损自伤行为，包括自己拔掉引流管、输液管等。

4. 无助与自怜　无助是一种无能为力、无所适从、听天由命、被动挨打的行为状态，通常是在经过反复应对不能奏效，对应激情境无法控制时产生，其心理基础包含了一定的抑郁成分。无助使人不能主动摆脱不利的情境，从而对个体造成伤害性影响，故必须加以引导和矫正。自怜即自己可怜自己，对自己怜悯惋惜，其心理基础包含对自身的焦虑和愤怒等成分。自怜多见于独居、对外界环境缺乏兴趣者，当他们遭遇应激时常独自哀叹、缺乏安全感和自尊心。倾听他们的申诉并提供适当的社会支持可改善自怜行为。

5. 消极行为 某些人在心理冲突或应激情况下会以习惯性的饮酒、吸烟、沉迷网络、开快车、酒后驾车或服用某种药物等消极的行为方式来转换自己对应激的反应方式。尽管这些行为对身体会造成伤害，有些危险的行为还会造成更为严重的后果，但这些不健康的消极行为能达到暂时麻痹自己，摆脱自我烦恼、困境的目的，在生活中却非常常见。

二、应对应激的方法

（一）应对的概念

对心理应激采取必要的预防和应对措施是非常重要的。一般的应激有利于保持人的适当紧张度和压力，在不影响人心身健康的前提下，不需刻意去预防和回避。但有的心理应激强度大、持续时间长，易造成人的心身健康损害。为了对抗、缓解和摆脱应激引起的心身紧张状态，人们会自觉或不自觉地采取心理应对来保护自己，以减少应激造成的有害影响。

心理应对是机体的一种适应功能，是个体对环境或内在需求及其冲击所做出的认知性和行为性努力，通过解决问题的行为策略，消除或缓解自己的心身紧张保持心理平衡的状态。

应对可分为问题指向性应对和情绪调节性应对。

1. 问题指向性应对 即改变现在人与环境的关系，通过改变个体特质来对抗应激，或改变环境来适应应激。

（1）调整人格特征或增强抵御挫折的能力。

（2）事先应对，对可能出现的应激提前做好防备。

（3）利用社会支持系统，广泛寻求同学、朋友、同事的理解和支持，充分依靠家庭、单位、社会的关心和帮助。

（4）脱离应激源环境。

2. 情绪调节性应对 对应激性情绪或生理性唤醒进行控制，通过调整情绪来降低应激反应，并维持一个适当的内部状态，以便较好的处理各种信息。

（1）心理防御机制 是自我减轻焦虑及其他消极情绪的一种方式，当个体在应激情况下难以作出直接应对时，由潜意识自动采用的防御性策略。

常见的心理防御机制包括：否定作用、退行作用、幻想作用、反向作用、合理化作用、升华作用、幽默作用、潜抑作用。

（2）认知性再评价 通过改变认知将消极评价转化为积极评价，以降低应激程度（图4－5）。

即：

平衡
应激
不平衡
应对
平衡
适应
应激
不适应
应对
适应

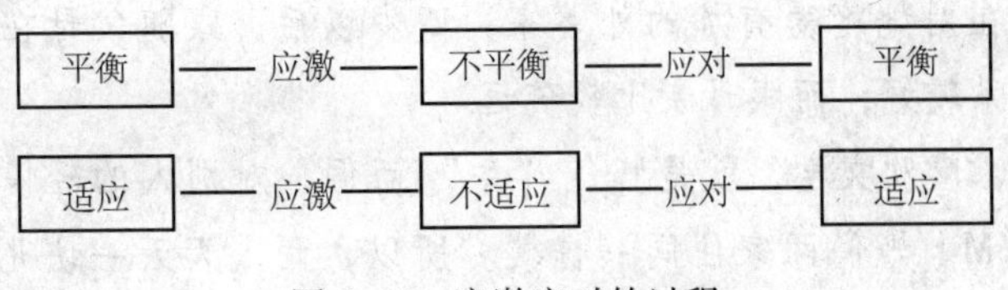

图 4-5　应激应对的过程

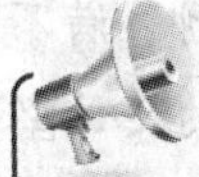

知识链接

放松疗法（relaxation therapy），它是按一定的练习程序，学习有意识地控制或调节自身的心理生理活动，以达到降低机体唤醒水平，调整因紧张刺激而紊乱了的机体功能，通过意识控制使肌肉放松，同时间接地松弛紧张情绪，从而达到心理轻松的状态，有利于身心健康。

（二）应对应激的方法

1. 改变情景或环境　当心理应激时，可以通过改变情景或环境有效地应对应激。如调整人际关系，获得社会支持系统的帮助，离开造成心理应激的人物事件。

2. 适度的压抑和控制　当处于心理应激时，用意志力适度的压抑住愤怒、焦虑或狂躁情绪，而表现出正常的情绪反应。但不能长期的压抑，长期压抑也会导致心身的损害。

3. 改变认知和评价　人生一世或多或少都会遭遇坎坷和曲折，对生活中出现的不良事件要有正确的看法。总结经验、接受教训、提升自我、改变消极认知，建立正确人生观和价值观，在应激状态下才不会悲观丧气、惊慌失措、无所适从。

4. 面对现实，修正目标　有的心理应激和挫折感来自于个体脱离现实的“理想抱负”，自我期望太高，自我意识太强，理想与现实脱节，强化了应激反应。所以，修正目标，尊重现实，可以降低和缓解心理应激强度。

5. 精神放松或情绪转移　遭受心理应激时，给自己创造一种心身松弛的场景，使紧张情绪得到发泄、内心痛苦得以疏解。如悲恸时想哭就痛哭一场，愤怒时就对着旷野吼叫，或找朋友交谈倾诉，或去散散步、听听音乐、打打球，使紧张的心身状态得到放松。

6. 培养和增强自己的意志品质　锻炼自己抵御挫折和处理突发事件的能力。

7. 学会各种放松技术　使心身放松、情绪稳定。

8. 争取社会支持系统的帮助。

第三节　心理危机的干预

案例

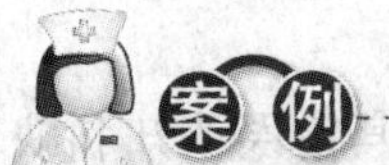

C，16 岁，女，高二学生，干部子女。

C是一名高二年级学生，父母都是十年前从部队转业到地方工作的单位中层干部。C四岁前一直寄养在对她疼爱有加的外婆家；四岁以后，跟随父母在部队上生活了几年。C与父亲的关系较好，而跟母亲比较疏远。

C喜欢交朋友，喜欢文学，就是脾气"牛"而倔，对别人的轻慢特别反感。她最好的朋友是本班的M，她们两家住同一栋楼。所以，两人天天一块儿上学，一块儿回家。C性格开朗豪爽，M性格柔和温顺，两人性格互补很合得来，关系密切，形影不离。时间一长，班里的同学就流言蜚语，说她们搞"同性恋"。开始C大大咧咧、满不在乎，可是M的父母却十分在意，再加上M的成绩在学期末有所下滑，故M的父母坚决不让M与C往来，以避免名声的不良影响。M在父母的劝迫下终止了与C的关系。面对M的断交，C感到十分痛心，万分难受。

出事那天下午，C去M家问事儿，M害怕父母责备不敢理会。M父母却认为C故意纠缠M，不禁怒火中烧，狠狠地骂了C一顿。受此委屈，C一气之下回到自己家中，翻出父亲刮脸用的剃须刀，在自己的手腕上连划了三刀，又吞服了一大把安眠药，倒在了地板上……

C的父母下班回家，见倒在血泊中奄奄一息的女儿，马上把她送到医院急救。醒来以后，C一直流泪，不愿见人，不愿说话。

解析：自杀是典型的恶性社会事件，往往是由严重心理危机造成的。在本案中，C被强制断绝同学友情，在伤心、绝望、愤怒、痛苦中，一念之差走上绝路，这是事件发生的直接诱因。但是，隐藏在女孩内心的心理症结却是"人际关系不适应"，还有就是家庭、学校、社会对青少年心理危机干预的缺失。

一、心理危机干预概述

（一）心理危机的概念

心理危机是指个体遭受重大不良事件的冲击，生活状态发生改变，现有的经验和能力，无法去适应和处理冲击带来的困难和压力，使机体处于一种高度的心理紧张状态。

心理危机其实是一种因不良事件刺激产生的消极负性情绪体验，是典型的心理应激状态和挫折表现，并可能导致过激行为的发生。

（二）心理危机干预的概念

心理危机干预是运用心理学及医学的技术和方法，通过心理服务和医学治疗，有针对性的对处于心理危机状态的人给予心理援助，使他们尽快从不良心理状态和消极情绪中走出来，去适应新的环境和新的生活。

（三）心理危机干预的目标

（1）通过交流与沟通，使危机者充分表达自己的思想情绪，矫正其错误认知和缺陷评价，恢复其生活信心和增强其生活动力，帮助其解决问题和释放压力。

（2）防止过激行为，如自伤、自残、自杀或其他攻击行为。

（3）提供适当的医疗帮助，及时处理昏厥、休克或激惹。

（4）提供适当的社会救助，及时解决必须的物质生活条件。

二、心理危机的分类

1. 情境性危机 指个体无法预测和控制，突然发生超常或罕见事件引起的危机。如：丧亲、意外伤害、经济破产或自然灾害。情境性危机具有突然性、随机性、强烈性、震撼性、灾难性的特点。

2. 发展性危机 指在个人生命发展阶段可能出现的危机，如青春期心理问题、成长过程的家庭冲突、突患疾病等。具体的发展性心理危机有升学心理危机、性心理危机、就业压力等。

3. 内心性危机 指潜意识中固有的某种心理问题，如童年时的痛苦经历和挫折。

4. 存在性危机 指伴随人生的重要问题而出现的内部冲突和焦虑。突然感觉生活失去意义，迷失人生方向和价值取向。如一个依赖性很强的人，突然失去靠山，不知道自己还能干什么。学生在读书阶段和就业前，都会专注地探寻生存和发展问题，这个年龄阶段的身心特点和实际经验能力，会带来理想和现实的脱接，社会角色改变，往往带来危机感。

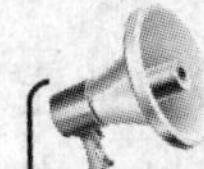

知识链接

焦虑是一种情绪，是对某件事物担忧不安而产生的紧张状态。当焦虑的程度过强，或者持续时间过长时，就变成了病理性焦虑，称为焦虑症状，符合相关诊断标准的话，就会诊断为焦虑症。

三、常见心理危机干预的原则与方法

（一）疾病心理危机的干预原则与方法

1. 急性患者的危机反应

（1）焦虑　患者感到紧张、忧虑、不安。严重者伴发自主神经症状，如眩晕、心悸、多汗、震颤、恶心和大小便频繁等，并有交感神经系统亢进的体征，如血压升高、心率加快、面色潮红或发白、多汗、皮肤发冷、面部及其他部位肌肉紧张等。

（2）恐惧　病人对自身疾病，轻者感到担心和忧虑，重者惊恐不安。

（3）抑郁　因心理压力可导致情绪低落，悲观失望，对外界事物不感兴趣，言语减少，不愿与人交往，不思饮食，严重者出现自杀动机和行为。

2. 慢性患者的危机反应

（1）抑郁　多数心情抑郁沮丧，性格内向者可产生悲观厌世的想法，甚至出现自杀动机或行为。

（2）性情改变　心理防卫外射，如责怪别人、埋怨家人、故意挑剔、常因小事勃然大怒。对身体的不适比较敏感，常提出过高的治疗期望和照顾要求，因此导致医患关系及家庭关系紧张。

干预原则与方法：给予积极的支持性心理治疗和药物治疗，最大限度的减轻其病痛感受。选用药物时除考虑躯体器质病变治疗的药物外，还应考虑抗抑郁、抗焦虑症状的精神类用药。

（二）丧亲心理危机的干预原则与方法

1. 噩耗危机反应　听到丧亲噩耗后，丧亲者会陷入极度痛苦和悲伤之中，一般表现为情感麻木或呆滞，或出现呼吸困难和昏厥，或呼天抢地的嚎哭。

干预原则和方法　将昏厥者置于平卧体位，如血压偏低，应静脉补液。处于情感麻木或严重情绪不安者，应用药使其镇静并进入睡眠。当丧亲者醒后，要表示同情，营造支持帮助氛围，让丧亲者接受面临的现实，逐步减缓悲伤状态。

2. 居丧期危机反应　居丧期丧亲者会有自责过度或负罪感，脑子里常浮现死者的影像或出现幻觉，不能坚持正常生活和工作，伴有疲乏、失眠、食欲下降和其他症状，这是抑郁或焦虑的表现，严重者可产生自杀行为。

干预原则和方法　让丧亲者充分表达自己的恋亲情感，给予支持性心理治疗。用药改善其睡眠，减轻抑郁和焦虑情绪。对有自杀倾向者要安排专人看护。

3. 病理性居丧反应　丧亲者悲伤或抑郁情绪持续半年以上，明显的激动或迟钝性抑郁，自杀企图持续存在，时常有幻觉、妄想、情感淡漠、惊恐发作、转移活动过多而无悲伤情绪，行为草率或不负责任等。

干预原则和方法　适当的心理治疗和抗精神病药、抗抑郁药、抗焦虑药等治疗。

（三）失恋心理危机的干预原则和方法

失恋者的危机反应　失恋可引起危机者严重的痛苦和愤懑情绪，有的可能采取自杀行为，或者把爱变成恨，采取攻击行为，攻击恋爱对象、对象的家人或所谓的“第三者”。

干预原则与方法　积极与失恋者交流沟通，帮助其端正婚姻恋爱观，提高其对婚恋的认识能力，介绍正确的异性交往方法，提醒其珍惜自己感情的同时也要尊重别人的选择，明确婚姻不仅是“面与面的相见”，更是“心与心的碰撞”。对可能有过激行为的失恋者，应坚决阻止其行为的发生，既要防止失恋者自伤自杀，也要阻止其伤人和毁物。

一般给予适当的帮助和劝慰，都可使失恋者顺利渡过危机。危机过后，失恋者可能会对异性或导致其失恋的人产生厌恶感，但这已经不影响其正常生活，而且随着时间的推移危机感会逐渐弱化。

（四）家庭矛盾心理危机的干预原则与方法

家庭矛盾危机反应　家庭矛盾，究其原因包括：信任缺失、第三者插足、经济掌控、父母赡养、子女教育、性格冲突、生活习惯、文化差异等。长期的家庭矛盾，可引发头痛、失眠、食欲下降、体重减轻，疲乏、心烦、情绪低落等。矛盾轻则长期吵闹，矛盾重则家庭暴力，矛盾严重则家庭破裂甚至家毁人亡。

干预原则和方法　从心理、伦理、社会影响诸方面尽量调解双方矛盾，引导家庭成员相互宽容忍让，劝告大家要勇于担当责任、善于履行义务，相互理解、相互信任，建立融洽的家庭关系。家庭关系实在不能维持，也应好聚好散，切勿伤害对方或家人。对有自伤或他杀动机者应予积极预防，可给予适当药物改善睡眠、焦虑和抑郁情绪。

（五）考试失败心理危机的干预原则和方法

考试失败危机反应　重大考试失败可引起考试者的痛苦反应，通常表现为沮丧退缩、社交自闭、自怨自艾，严重者可能有自杀倾向。如中考、高考、就业考试等。

干预原则与方法　通过沟通和交流，劝慰考试者调整学业期望和职业抱负，协调现实和理想的统一，消除自卑失败心理，振作斗志。对有自杀倾向的采取措施予以防犯。

发生这类危机的大多是青年学生，他们心理性格可塑性大，危机过后大多能重新振作起来。

四、患者心理危机干预中应注意的问题

（一）发挥患者的应对能力

及时发现、重新唤醒患者自身的应对能力，有助于恢复患者的心理平衡和树立自信心。

（二）避免与患者发生冲突

护士面对患者时，态度要平和，语气坚定稳重，要想办法缓和紧张气氛。

（三）得到患者适当的承诺

危机干预将要结束时，患者真诚、直接的承诺，可强化患者在未来行为上的自我控制。

（四）协助进行必要的转诊

如果遇到不能解决的问题，应及时转诊。转诊时要加强陪护，注意保护安全，防止意外发生。

单元小结

在现实生活中，应激事件是普遍存在和难以避免的。如果能提高应激的应对水平，就能控制应激或缓解由此引起的不良反应，杜绝心身疾病的产生。一个人积极的应对水平与他对事物所采取的认知态度有密切关系，乐观通达而有进取心的人，往往会积极有效地消解各种紧张心绪。心理危机是严重的心理应激反应和挫折感，容易导致极端行为，学会应对应激和处理好各种心理危机是护理工作者自身素质的需要，更是搞好护理工作的必要措施和重要手段。

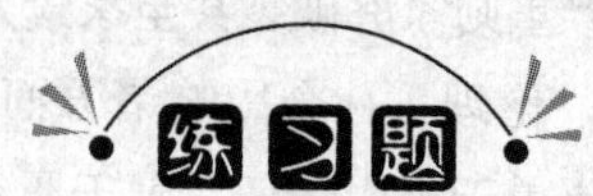

一、名词解释

1. 心理应激　2. 应急源　3. 应对　4. 心理危机　5. 干预

二、选择题（A_1 型题，A_2 型题）

A_1 型题

1. 躯体应激源除可引起生理反应外，还可引起（　　）
   A. 神经反应　B. 焦虑反应　C. 抑郁反应　D. 心理反应　E. 兴奋反应
2. 应激反应的本质是（　　）
   A. 不适应　B. 适应　C. 压抑　D. 放松　E 兴奋
3. 不属于心理性应激源的是（　　）
   A. 心理冲突　B. 挫折　C. 噪音　D. 理想抱负　E. 人际冲突

A_2 型题

4. 社会性应激源包括（　　）
   A. 政治　B. 经济　C. 战争　D. 自然灾害
   E. 生活环境变化
5. 心理应激反应包括（　　）
   A. 积极反应　B. 消极反应　C. 主动反应　D. 被动反应　E. 不反应
6. 心理危机包括
   A. 情境性危机　B. 发展性危机
   C. 内在性危机　D. 存在性危机
7. 过激行为包括（　　）
   A. 自伤自杀　B. 攻击他人　C. 休克　D. 昏厥　E. 睡眠

三、简述

1. 心理应激对人体健康的影响。
2. 心理危机干预的目标。

（周树林）

心理评估、咨询与治疗

第五单元

要点导航

1. 掌握心理评估的概念，心理评估的方法，了解常用的心理测量表。
2. 掌握心理咨询的概念、咨询的技术和心理咨询的程序。
3. 掌握心理治疗的概念、心理治疗的程序和常用方法。
4. 掌握心理治疗的概念、心理治疗的程序和常用方法。

技能要点：学会运用心理咨询、心理治疗的理论和方法，对心理问题及心理疾病进行宣传、咨询和防治。

第一节　心理评估

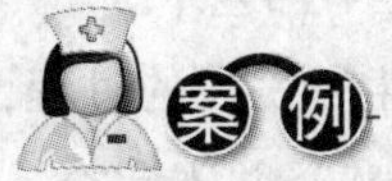

心理评估过程案例分析

求助者情况简介：

求助者，女，14 岁，初中三年级学生。因对母亲有一种不好的想法和行为，感到痛苦来求助，由母亲陪同。该女生长相清秀，身材修长，衣着得体，表情自如，举止大方，懂礼貌。(省略礼貌接待及对心理咨询性质和保密原则等的介绍过程)

对该案例的心理评估：

(因为本例年龄 14 岁，未做心理测验，资料主要来自会谈法及观察法)

通过会谈中获得如下的资料：求助者的一般情况和背景信息①身份信息：性别、年龄、职业、文化等；②外观和行为的总体印象：相貌、衣着、姿势等；③当前的主要问题；④求助者的主要感受和态度；⑤求助者成长与既往经历；⑥家庭与社会关系等。对求助者的资料进行归纳和分析，做出初步诊断，确定求助者的问题是否属于心理咨询的工作范围，即能否对求助者提供心理学方面的帮助。

一、心理评估概述

心理评估是运用心理学的理论和方法对人的心理品质及水平做出鉴别和评定的过程。心理评估对于临床工作意义重大，随着现代医学和心理学的迅速发展，许多心理评估方法为临床提供了大量的客观数据和指标，促进了临床诊断、治疗水平的提高。通过心理评估可以发现被评估者心理活动现存的或潜在的健康问题，了解被评估者心理特征，作为心理护理和选择护患沟通方式的依据；评估个体压力源、压力反应及其应对方式，以制定有针对性的护理计划；临床心理评估对受试者常见心理问题进行量化和分级。

二、心理评估的方法

（一）观察法

观察法是有目的、有计划地对受试者的言谈、举止、表情等进行观察，从而了解其心理活动的一种研究方法。在用观察法进行心理评估过程中需要观察的主要内容包括仪容仪表、言谈举止、思想、情绪等方面。

（二）会谈法

会谈法是指通过与个体的谈话，了解其心理异常的表现、性质和原因，以及他的人格特征、行为习惯等，以达到诊断的目的。会谈既是一种技术，又是一门艺术。

在使用会谈法时要注意以下几点：①受评估者的异常心理有其发生、发展的过程，要注意受评估者现在和过去的区别与演变过程；②受评估者的言语和感受并不完全一致，因此，在会谈过程中要注意从受评估者的言语中分析其内心的真实情感；③在会谈过程中不能只凭主观体会其言语，更要从客观态度进行分析了解受评估者言语的确切含义。

（三）心理测验法

心理测验法为心理评估搜集数量化资料，是目前心理评估最常用、最科学、技术性最强的方法之一。心理测验按测验的功用可以分为认知测验、人格测验、神经心理测验。

（1）认知测验包括智力测验、特殊能力测验、创造力测验、成就测验。常用的有比奈－西蒙智力量表（BIS）和韦克斯勒智力量表（WIS）。

（2）人格测验包括多相人格调查表、兴趣测验、成就动机测验等。常用的人格测验有明尼苏达多相人格调查表（MMPI）、艾森克人格问卷（EPQ）、卡特尔 16 项人格因素问卷（16PF）。

（3）神经心理测验主要包括一些个别能力测验，如感知运动测验、记忆测验和思维测验等。

三、心理测验

心理咨询和治疗的有效性，不仅取决于咨询人员对心理咨询的性质、过程的正确认识，熟练掌握心理咨询的原则、方法和技巧，同时还有赖于对求助者心理特性、行为问题性质的正确评估和诊断，以便于提供适当的指导和帮助。因此，心理测验在心理咨询中有重要意义。

（一）心理测验的概念

心理测验是依据心理学理论，使用一定的操作程序，通过观察人的少数有代表性的行为，对于贯穿在人的全部行为活动中的心理特点做出推论和数量化分析的一种科学手段。

（二）心理测验实施的程序及要素

1. 指导语 指导语通常分为两部分，一部分是对被试的指导语，另一部分是对主试的指导语。

（1）对被试的指导语 这种指导语一般印在测验的开头部分，由被试自己阅读或主试统一宣读。一般由以下内容组成：①如何选择反应形式（划“√”、口答、书写等）；②如何记录这些反应（答卷纸、录音、录像等）；③时间限制；④如果不能确定正确反应时该如何操作（是否允许猜测等）；⑤例题（当题目形式比较生疏时，给出附有正确答案的例题十分必要）。主试读完指导语后，应该询问被试有无疑问，如有疑问应当严格遵守指导语解释。

（2）对主试的指导语 主试的一言一行都会对被试产生影响，所以主试一定要严格遵守施测指导，不要任意发挥和解释。

2. 时限 大多数典型行为测验是不受时间限制的，例如人格测验中，被试的反应速度就不很重要。但在速度测验中，尤其要注意时间限制，不得随意延长或缩短。

3. 测验的环境条件 心理测验实施程序不仅包括口述指导语、时限、安排测验材料等方面，还包括测验的环境。对于测验的环境条件，首先必须完全遵守测验手册的要求；其次是记录下任何意外的测验环境因素；再次，在解释测验结果时也必须考虑这一因素。

（三）常用的心理测验量表

在我国目前情况下，心理门诊中运用较多的大致有3类心理测验：智力测验、人格测验以及心理评定量表。

1. 比奈－西蒙智力量表 此量表首先由比奈和西蒙于1905年编制而成，是世界上第一个正式的智力量表，目前国内使用的是由北京大学吴天敏教授1982年修订的《中国比奈测验》。本测验共包括51个试题，从易到难排列，每项代表四个月智龄，每岁三个项目，适用于2～18岁被试者。在评定成绩的方式上，放弃了比率智商，而采用离差智商的计算方法来求IQ。中国比奈测验必须个别施测，并且要求主试必须受过专门训练，对量表相当熟悉且有一定经验，能够严格按照测验手册中的指导语进行施测。

表5-1　比奈-西蒙量表的智商分布表

智力等级	智商范围	理论百分数
非常优秀	≥140	1.6
优秀	120~139	11.3
中上	110~119	18.1
中等	90~100	46.5
中下	80~89	14.5
边缘状态	70~79	5.6
智力缺陷	≤69	2.9

2. 韦克斯勒成人智力量表　韦氏成人智力测验首先由韦克斯勒（D. Wechsler）于1955年所编制，后经过两次修订。目前国内使用的是由龚耀先教授1981年修订的中文版本（WAIS-RC），本测验分为言语测验和操作测验。适用于16岁以上的被试者，分为农村和城市用两式。

3. 艾森克人格问卷（EPQ）　是艾森克教授和其夫人编制，有成人（16岁以上）和儿童（7~15岁）两套问卷。EPQ在我国被广泛应用于医学、教育等领域。临床应用表明，在高血压冠心病等心身疾病和神经症等方面，具有诊断参考价值。EPQ包括四个分量表组成，主要调查内外向（E）、情绪的稳定性（N）和精神质（P）三个个性维度。L是后来加进的一个效度量表，但也代表一种稳定的人格功能，即反映被试者的社会朴实或幼稚水平。关于各量表的简要解释分述如下：

E量表（内向-外向）　分数高表示人格外向，分数低表示内向，典型外倾者表现为好交往，渴望刺激和冒险，情感易于冲动。典型内倾者表现为沉静多思、孤僻克制、沉默寡言、谨慎行事，喜欢有秩序的生活方式。

N量表（神经质）　神经质量表，反映一个人的情绪稳定性。高分者常常焦虑、担忧、遇到刺激有强烈的情绪反应，以至出现不够理智的行为。低分者情绪反应缓慢且轻微，很容易恢复平静，他们通常稳重、性情温和、善于自我控制。

P量表（精神质）　精神病倾向量表，测试一个人的精神质、倔强性。高分者常表现为孤独、不关心他人，难以适应外部环境，不近人情，感觉迟钝，与他人不友好，喜欢寻衅搅扰，喜欢干奇特的事情，并且不顾危险。低分者能与人相处，能较好地适应环境，态度温和、不粗暴，善从人意。

L量表　掩饰性量表，原来是用来了解被试是否如实作答。后有学者认为，掩饰性本身也代表着一种稳定的人格功能，它反映被试的社会成熟度。

此量表的项目较少，易于测查，项目内容比较适合我国的情况，被认为是较好的人格测定方法。

4. 明尼苏达多相人格调查表（MMPI）　明尼苏达多相人格调查表由明尼苏达大学哈特卫于1943年编制而成。1980年宋维真教授等人对MMPI进行了修订。本测验适用于年满 16 岁，具有小学以上文化水平的被试。MMPI 是目前国际上应用最广的人格测验，它适用于多种不同的情况，对于临床工作和理论研究均是一项杰出的工具。此量表多用于鉴别各种精神病来访者，与临床诊断的符合率较高。MMPI 共 566 个问题，与临床有关的题目都集中在前 399 题。MMPI 包含 14 个分量表，其中四个为效度量表，10 个为临床量表。

效度量表是：

（1）Q（question）不能回答的问题，或用“?”代表

（2）L（lie）说谎分数

（3）F（validity）诈病量表

（4）K（correction）校正分量表

临床量表是：

（1）Hs（hypochondriasis）疑病量表

（2）D（depression）抑郁量表

（3）Hy（hysteria）癔病量表

（4）Pd（psychopathic deviate）精神病态量表

（5）Mf（masculinity－femininity）男子气、女子气量表

（6）Pa（paranoia）妄想狂量表

（7）Pt（psychasthenia）精神衰弱量表

（8）Sc（schizophrenia）精神分裂症量表

（9）Ma（hypomania）轻躁狂量表

（10）Si（social introversion）社会内向量表

MMPI 采用问卷调查法，被试答题完毕后，主试根据各量表的记分键统计出粗分，有的量表粗分需加矫正值（K 分）然后都换算成 T 分，最后做出分析图。

MMPI 是目前国际上应用最广的人格测验。它的各个量表都是根据经验法编制的，有较高的临床诊断的符合率。而且，MMPI 首次将效度量表纳入个性量表，并作为解释过程中的一个组成部分，提高了测验的诊断价值。

5. 卡特尔 16 项人格因素问卷（16PF） 16 项人格因素问卷是卡特尔于 1949 年编制而成。本测验适用范围很广，凡是有相当于初中以上文化程度的青壮年和老年人都可适用。16PF 共有 187 个题目，16 个量表。每个量表都有二级，1～3 分为低分，8～10 分为高分。被试根据指导语完成测验后，主试按标准记分方法，算出各个量表的原始分，再将其转换成标准分，最后绘出 16 个因素的分布图，由此分析被试的人格特征。16PF 可作为了解心理障碍的个性原因及心理疾病诊断的重要手段，也可用于人才的选拔。

6. 症状自评量表（SCL－90） 由德若伽提斯于 1975 年编制而成。本量表共有 90 个题目，包含较广泛的精神症状学内容，从感觉、情感、思维、意识、行为直至生活习惯、人际关系、饮食睡眠等，均有涉及，并采用 10 因子分别反映 10 个方面的心理症

状情况。由于本量表内容量大，反映症状丰富，较能准确描述求助者自觉症状的特点，所以广泛应用于精神科或心理咨询门诊，作为了解就诊者心理卫生问题的一种评定工具，也可以评定咨询前后病情演变的疗效。

第二节　心理咨询

案例

一位被诊断为神经衰弱的女来访者，对心理医生诉说自己总是入睡困难，总是感到心神不定，了解她的人际关系时，她谈到了她的男朋友。当谈到不久以后就要结婚时，眉头快速地抖动了几下。这一不协调动作引起了医生的重视，觉着这皱眉背后可能有什么文章。

医生详细询问她与男朋友各自的情况和家庭背景，事情才开始明朗起来。她自小父母离异，她与母亲相依为命，母亲给她灌输了一些男人不可靠的思想。当他们开始谈婚论嫁时，她开始出现失眠，感到不安。后来她知道男朋友要出国时，她的症状表现得非常明显。

问：在这个案例中，医生都用了哪些咨询技术？

一、心理咨询概述

（一）心理咨询概念

心理咨询是心理医生运用心理学的理论和技术，协助来访者解决心理问题的过程。

（二）心理咨询的对象

心理咨询的主要对象可分为三大类：

（1）精神正常　但遇到了与心理有关的现实问题并请求帮助的人群。

（2）精神正常　但心理健康出现问题并请求帮助的人群。

（3）特殊对象　即临床治愈的精神病患者。

精神正常人群在面对自我发展问题时，需要做出理想选择，心理咨询时可以从心理学的角度，向他们提供心理学帮助，这类咨询叫发展性咨询；长期处在困惑、内心冲突之中，或者遭到比较严重的心理创伤而失去心理平衡，心理健康遭到不同程度的破坏，甚至达到“可疑神经症”的状态，这时心理医生所提供的帮助，叫心理健康咨询；心理咨询对象不包括精神不正常的人（精神病人）。但精神病人，即心理不正常的人，经过临床治愈后，心理活动基本恢复正常，这时心理咨询的介入才具有真实价值。

二、心理咨询的技术

（一）参与性技术

参与性技术包括倾听、鼓励和重复技术、非言语行为的理解与把握、开放式询问与封闭式询问、内容反应、情感反应、具体化、参与性概述。下面着重介绍其中的几种：

1. 倾听　倾听是心理咨询的第一步，是建立良好咨询关系的基本要求。倾听既可以表达对来访者的尊重，同时也能使对方在比较宽松和信任的氛围下诉说自己的烦恼。倾听时医生要认真、有兴趣、设身处地地听，并适当地表示理解，不要带偏见和框框，不要做价值评判。可以通过言语或非言语的方式对来访者的倾述做出反应，比如“嗯”、“是的”、“然后呢”等，以及点头、微笑等。倾听不仅用耳朵，更要用心。不但要听懂来访者通过言语、表情、动作所表达出来的东西，还要听出来访者在交谈内容中所省略的和没有表达出来的内容或隐含的意思，甚至来访者自己都没意识到的东西。善于倾听，不仅在于听，还要有参与和适当的反应。反应可以是言语的也可以是非言语的。反应的目的是为了向来访者表达医生的倾听态度，鼓励来访者叙述，促进咨询关系，同时也可以促进医生对来访者的理解和来访者的自我了解。

2. 鼓励和重复技术　鼓励是直接地重复来访者的话或通过一些词语如“嗯”、“还有吗”等，强化来访者叙述的内容并鼓励其进一步讲下去。鼓励除促进会谈继续外，另外一个功能是通过对来访者所述内容的某一方面做选择性关注而引导会谈朝着某一方向做进一步深入。

3. 非言语行为的理解和把握　正确把握非言语行为并妥善运用，是一个优秀咨询人员的基本功。非言语行为能提供许多言语不能直接提供的信息甚至是来访者想要回避、作假的内容，医生可以通过对非言语行为的理解，全面了解来访者的心理活动，也可以更好地表达对来访者的理解和支持。

一般情况下，一个人的非言语行为所暴露的信息应该和言语表达的意义相一致。但是两者有时也会出现不一致。比如一个母亲诉说她的儿子是如何不听话、打架、总是给自己添麻烦，然而她的脸上一直带着一种欣赏般的笑容，医生要分析为什么会出现不一致？来访者的真实想法是什么？抓住这种不一致，有时就会发现心理问题的根源。

（二）影响性技术

影响性技术包括面质、自我开放、非言语行为的运用、解释、指导、情感表达、内容表达、影响性概述。下面着重介绍其中的几种。

1. 面质　面质又称质疑、对质、对抗、正视现实等，是指医生指出来访者身上存在的矛盾。咨询中常见的矛盾有以下几种：言行不一致、理想与现实不一致、前后言语不一致、咨访意见不一致。咨询中使用面质的目的在于协助来访者对自己的感受、信念、行为及所处境况的深入了解；在于激励来访者放下防卫和掩饰心理来面对自己；在于促进来访者实现言语与行动的统一、理想自我和现实自我的一致。

2. 自我开放 自我开放也称自我暴露、自我表露，指医生提出自己的情感、思想、经验与来访者共同分享。自我开放可以建立并且促进咨询关系，使来访者感到有人分担他的困扰和烦恼，感受到医生也是普通人，借助医生的自我开放来实现来访者的更多开放。

自我开放一般有两种形式，一种是医生把自己对来访者的体验感受告诉来访者。一般来说，积极、正面、赞扬性的信息能使来访者得到正强化，使来访者愉悦和受到鼓励，但传达的信息必须是实际的、适度的、真诚的，否则会适得其反；一种是医生暴露与来访者所谈内容有关的个人经验。一般说来，自我开放应该比较简洁、因为目的不在于谈论自己，而在于借自我开放来表明自己理解并愿意分担来访者的情绪，促进其更多地自我开放。医生的自我开放不是目的而是手段，应始终把重点放在来访者身上。

3. 非言语行为的运用 言语表达是咨询双方交流信息、沟通感情、建立关系的基本条件之一，也是帮助来访者的主要工具之一，因此言语行为在咨询过程中占有主要地位。但是在咨询过程中也会有很多非言语行为出现，对言语内容进行补充和修正，在咨询过程中起着非常重要的作用。非言语行为有目光注视、面部表情、身体语言、声音特质、距离空间、衣着及步态等几种。下面介绍几种非言语行为。

（1）目光注视 在传递信息的过程中，眼睛是最重要的，它可以传递最细微的感情。眼睛应注视对方的哪些部位为好？一般来说，目光大体在对方的嘴、头顶和脸颊两侧这个范围活动为好，给对方一种舒适的、很有礼貌的感觉。

（2）面部表情 面部表情与人的情绪息息相关，一个人内心的喜怒哀乐都在脸上表露出来。观察一个人的非言语行为主要集中在面部表情上，目光注视也是面部表情的一部分。

（3）身体语言 医生和来访者的身体、手势的运动和位置在相互沟通中起着重要作用。他们的变化往往能反映咨询状况的某种变化。如在咨询过程中，医生会发现来访者移动身体，把脚及整个身体对着门口，这个姿态很可能是来访者想结束交谈，他的体态正是想表达：我想离开。

三、心理咨询的程序

心理咨询是一个过程，需要运用心理学的原理、方法和技术，遵循一定程序进行。在个体心理咨询过程中，包括以下几个阶段：

（一）资料的搜集

临床资料是我们进行心理咨询工作的基本依据。不管进行哪种咨询或治疗，第一步必须先搜集资料。通过摄入性会谈了解来访者的病史、健康史、工作状况和家庭状况等；通过观察了解来访者的人格和情绪特征；通过心理测验初步分析发现的问题。

在搜集资料的过程中用心倾听尤其重要。在听的过程中，医生要善于通过具体事件、情节来把握关键信息。

（二）初步诊断

医生对搜集来的资料进行整理和分析后，必须对来访者的心理问题和行为问题的严重程度进行大致的判断，基本确定来访者心理活动的薄弱环节。对来访者心理问题的严重程度及当前的一般心理健康水平予以评估，对某些含混的临床表现进行鉴别诊断。

（三）心理咨询方案的制定

咨询方案是心理咨询实施的完整计划。方案的制定必须按照心理问题的性质、采用的治疗方法、咨询的期限、步骤和计划中要达到的目的等具体情况来制定。所以，每一次的方案会有一定的区别，但不管具体方案有怎样的区别，其一般原则和基本程序是一致的。

（四）咨询方案的实施

这是心理咨询最核心、最重要的阶段，医生的主要任务是帮助来访者分析和解决问题，改变其不适用的认知、情绪或行为。医生根据自己的理论倾向，针对来访者的问题选择适当的咨询技术探寻潜意识，矫正行为，改变认知。

（五）咨询效果的评估

心理咨询效果评定并不是一定到结束才做，在咨询的过程中应该不断地总结效果，及时进行调整。但结束前的评定是对整个咨询过程效果更全面更重要的评价。一个比较理想的咨询过程，其初期效果表现为自觉状态的改善，中期效果表现为行为表现的好转，后期效果表现为人格趋于成熟。

第三节　心理治疗

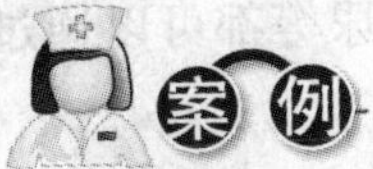

女求助者，28 岁，医师，因害怕花圈求治。

体检未见明显异常，经认真协商达成治疗协议。

在一间狭小的治疗室里，四壁贴上花圈的图案，室内放置十几个大花圈。中间桌子上堆满小花圈。求助者进入室内，呼吸加深加快，全身战栗，手足无措。突然，哀乐响起，求助者想返身退出，但门窗关闭，无路可逃。求助者尽量躲避花圈，无奈房间狭小，大小花圈近在咫尺，求助者大汗淋漓，呼吸急促，喘息不止，跌坐椅上。40min 后，颤抖慢慢减轻，呼吸逐渐平稳，虽一脸疲惫，但如释重负。

问：心理医生运用的是那种心理治疗法？

一、心理治疗概述

（一）心理治疗的概念

心理治疗又称精神治疗，是指以彼此良好的关系为前提，以医学心理学的理论体系为指导，应用心理学的知识和技术对来访者（病人或正常人）的心理或行为问题进行矫治的过程。

（二）心理治疗的适应范围

在不同学派理论的影响下，心理治疗方法各异，适应对象也有所不同。我们必须根据不同心理障碍和治疗对象的条件，选择最佳心理治疗方法。一般认为，常用心理治疗的适应范围如下：

1. 社会心理应激引起的各种适应性心理障碍 如一个人不能处理好人际关系等原因，而表现为心境不悦、自责自卑、悲观失望等，常需要进行心理治疗；遭受突然的生活事件刺激表现急性心理障碍时也可使用心理治疗。

2. 综合医院临床各科的心理问题 慢性疾病患者患有躯体疾病而无求治欲望或治愈信心，甚至将自己疾病看得过分严重，或者躯体疾病病人的心理反应等，都需要用个别心理治疗，通过安慰、支持、劝慰、保证、疏导和调整环境等方法来帮助病人认识疾病的性质等有关因素，调动病人的主动性来战胜疾病。

3. 心身疾病 常见的心身疾病如冠心病、原发性高血压、心律失常、支气管哮喘、消化性溃疡、溃疡性结肠炎、心因性肥胖症、偏头痛、雷诺失常病以及类风湿性关节炎等，均可使用松弛疗法、默想训练和生物反馈等方法。

4. 精神疾病 如神经衰弱、癔症、强迫症、恐怖症、焦虑症、抑郁性神经症和疑病症等。精神分裂症恢复期的心理治疗也很重要，目的是帮助病人提高对疾病的认识，促进自知力的恢复，巩固疗效以防止复发。

5. 各类行为问题 性行为障碍、人格障碍、酒精依赖、口吃、遗尿等都可以通过心理治疗来进行矫正。

二、心理治疗的程序

心理治疗这类工作不是随意进行的，而是按照一定规范进行的有序操作。不同心理学派对心理治疗的程序有不同的看法，综合各家之长，将心理治疗过程分为以下几个阶段：

（一）心理诊断阶段

这个阶段的主要任务是搜集患者的基本资料、明晰其存在的主要问题并建立良好医患关系，制定治疗的目标。这一阶段分为以下几步：

1. 建立医患关系 心理治疗，主要依赖于患者与医生之间能否建立起互相依赖、合作无间的关系，并基于此种友好的关系而施予治疗。医患关系的建立和发展，是因为患者遇到了自己无法独立解决或无法通过其他途径加以解决的难题，患者感到他需要特别的帮助或支持。因此，医患关系强调患者必须对自己的心理境况感到不满，而主动要求取得这种帮助。

2. 收集资料 这一步骤的主要任务是深入收集与患者及其问题有关的资料，明晰“主要问题”。一般说来，医生收集的资料越多，对下一阶段进行心理诊断就越有利。所谓“主要问题”，就是患者最关心、最觉困扰和需要改善的问题。

3. 进行初步诊断 这一步的主要任务是对患者的心理问题及造成此问题的原因进行分析和确认。此外，是否打算继续接待患者并给予治疗，也是医生需要确定的。并非所有的患者都适宜做心理治疗，因此需要慎重决定治疗的适合性。也就是说，患者的精神状况必须没有错乱，并患有明显心理疾患和障碍，且愿意接受医生，才适合于心理治疗。

4. 确立治疗目标 在进行心理治疗时，医生要在完成心理诊断的基础上，与患者共同制定治疗目标。即让患者明确：通过治疗，希望解决什么问题，应有什么改变，达到什么程度等。

（二）帮助和改变阶段

这是治疗中的重要阶段，直接决定着治疗的效果。在这一阶段运用何种方法，使患者产生何种变化，与患者及其所面对的问题有关。

1. 医生的责任 医生的角色是提供一种对患者有利的外在环境和良好的人际关系，提出某些说明、解释、意见和建议。通过领悟和学习，促进患者的改变和成长，帮助患者自己成为自己的医生。

2. 领悟 在治疗阶段，医生往往可以帮助患者重新审视自己内心中与问题有关的“情结”，并帮助对方达到某种程度的领悟。

3. 支持 医生通过给患者以正强化，以及通过给患者指明在某一事件或情境中应抱有的积极、有益的方式，通过真诚的对患者好的行为的鼓励和支持等方式来减轻焦虑，促进患者积极行为方式的增长。

（三）结束阶段

心理治疗实施一段时间，当得到满意的治疗效果后，随即应进入结束阶段。在结束阶段应注意如下几点：①综合所有资料、做结论性解释；②帮助患者举一反三，学习应用治疗经验；③准备结束，接受离别。

总之，心理治疗是一个目标明确的过程，是由不同的阶段、步骤组成的。各阶段之间相互重叠、相互关联，是一个完整的统一体。

三、常用心理治疗方法

（一）精神支持疗法

精神支持疗法又称支持性心理疗法或一般性心理治疗法。该疗法不用分析患者的潜意识，而主要是支持、帮助患者适应目前所面临的现实，故又称为非分析性治疗。也就是说，当患者面对严重的心理挫折或心理创伤，如发现自己患了癌症而无法医治，或面临亲人受伤、死亡等意外事件时心理难于承受，难于控制自己的感情，精神几乎崩溃，感到手足无措，需依靠别人的“支持”来应付心理上的难关时，由医生提供支持，帮助其应付危机。通常医生合理地采用劝导、启发、鼓励、同情、支持、说服、消除疑虑和保证等方式，帮助和指导患者分析认识当前所面临的问题，使其发挥自己最大的潜在能力和自身优势，正确面对各种困难和心理压力以度过心理危机，从而达到治疗目的的一种心理治疗方法。

实施支持疗法时，医生必须热情对待患者，对他们的痛苦给予同情，即使他们的行为幼稚、冲动或不合情理，也要尊重他们。具体操作方法有以下几种：

1. 倾听 医生在任何情况下都要善于倾听患者的诉说。这不仅是了解患者情况的需要，也是建立良好医患关系的需要。

2. 解释 在医患之间建立起信任关系，医生对患者问题的实质、患者所具备的潜能和条件有了充分了解后，可向患者提出切合实际的真诚的解释和劝告。

3. 建议 医生帮助患者分析问题，让患者了解问题的症结所在，并且提出意见和劝告，让患者自己找出解决问题的办法，鼓励患者实施。医生提出的建议要谨慎、有限度、有余地。否则，如果患者按建议尝试失败了，不仅对自己失去信心，而且对医生也会失去信心。

4. 保证 在患者焦虑、苦恼时，尤其是处于危机时，给予保证是很有益的。医生在作出保证前，一定要有足够的根据和把握，使患者深信不疑。这种信任感是取得疗效的重要保证。

5. 调整关系 多次为患者提供支持后患者容易对其产生依赖，医生需及时调整医患之间的关系，引导患者要信赖组织、亲人，信赖自己。

精神支持疗法适合下列情况：①突然遭受严重的挫折或心理创伤，面临精神崩溃，需要依靠他人的支持和帮助以度过心理难关；②在工作、生活中，由于长期紧张、压抑或心理矛盾所引起的焦虑、抑郁、苦闷等不良情绪；③患有各种心身疾病或严重的躯体疾病时，对疾病的性质、危害性认识不足，缺乏信心而产生悲观失望甚至产生自杀倾向；④各类神经症患者，如焦虑性神经症、强迫性神经症等；⑤患有种种顽症、绝症、恶性肿瘤的患者。

（二）精神分析疗法

精神分析疗法又称心理分析疗法，以奥地利精神科医生弗洛伊德创立的心理动力学理论为指导的心理治疗方法。因为精神分析理论认为心理障碍是潜意识中的矛盾冲突引起的，所以精神分析疗法致力于挖掘患者压抑到潜意识中的幼年创伤性经验，并把其带入到意识之中，启发患者重新认识这些经验，使潜意识的矛盾冲突获得解决，从而消除患者的症状。精神分析疗法主要采用自由联想和释梦等技术。

1. 自由联想 弗洛伊德认为浮现在脑海中的任何东西都不是无缘无故的，都是具有一定因果关系的，借此可挖掘出潜意识中的症结。自由联想就是让患者自由诉说心中想到的任何东西，鼓励患者尽量回忆童年时期所遭受的精神创伤。精神分析学说认为，通过自由联想，患者不知不觉地打开潜意识的大门，潜意识的心理冲突可以被带入到意识领域，医生从中找出患者潜意识之中的矛盾冲突，并通过分析促进患者领悟心理障碍的“症结”，从而达到治疗的目的。自由联想是精神分析的基本手段。

2. 梦的分析 弗洛伊德认为梦是有目的、有意义的，它代表了个人的愿望及所追求愿望的满足，但这种欲望在觉醒状态下受到压抑。所以发掘潜意识中心理资料的另一技术就是要求患者在会谈中也谈谈他做的梦，并把梦中不同内容自由地加以联想，以便治疗者能理解梦的外显内容（又称显梦，即梦的表面故事）和潜在内容（又称隐梦，即故事的象征意义）。

3. 阻抗 阻抗是自由联想过程中患者在谈到某些关键问题时所表现出来的自由联想困难。其表现多种多样，如正在叙述过程中突然沉默，或转移话题等。阻抗的表现是有意识的，但根源却是潜意识中本能地有阻止被压抑的心理冲突重新进入意识的倾向。当自由联想接近这种潜意识的心理症结时，潜意识的阻抗就自然发生作用，阻止其被真实地表述出来。医生的任务就是不断辨认并帮助患者克服各种形式的阻抗，将压抑在潜意识的情感发泄出来。克服阻抗往往需要很多时间。

4. 移情 移情是患者在沉入对往事的回忆中，将童年期对他人的情感转移到医生身上。移情有正移情和负移情，正移情是患者将积极的情感转移到医生身上，负移情是患者将消极的情感转移到医生身上。移情的发生是治疗过程中的正常现象，有利于治疗者清楚地认识患者的心理症结。

5. 解释 解释是精神分析疗法中最常使用的技术之一。在弗洛伊德看来，精神分析的实质就是解释，为人的行为（特别是症状）提供真实的解释。解释要揭示症状背后的潜意识动机，消除阻抗和移情带来的干扰，使患者领悟其症状的真正含义。解释的目的是让患者正视他回避或尚未意识到的东西，使潜意识中的内容到达意识层面。

精神分析疗法主要适用于各种神经症的治疗。在医学治疗史上，精神分析学派第一次以心理疗法治愈了一些顽固病症并提出了相应的理论，因此，被公认为心理治疗发展史上的里程碑。

（三）行为疗法

行为疗法又称行为矫正法。它是根据行为学习及条件反射理论，消除或纠正异常行为并建立新的条件反射和行为的治疗方法。行为疗法常用的具体方法有以下几种：

1. 系统脱敏法 系统脱敏法在行为治疗中占有重要地位。其基本原理是让一个原可引起微弱焦虑的刺激，在患者面前重复暴露，同时患者全身放松予以对抗，从而使这一刺激逐渐失去了引起焦虑的作用。系统脱敏法一般包括三个步骤。一是排列出焦虑的等级层次表，即找出使患者感到焦虑的事件，并用 0 ~ 100 表示出对每一事件感到焦虑的主观程度。其中，0 为心情平静，25 为轻度焦虑，50 为中度焦虑，75 为高度焦虑，100 为极度焦虑。然后将标出的焦虑事件按等级程度由弱到强依次排列。二是进行放松训练，以全身肌肉能迅速进入松弛状态为合格，一般要 6 ~ 10 次练习，每次需时 30min，每日 1 次。三是进入系统脱敏过程，进行焦虑反应与肌肉放松技术的结合训练。系统脱敏可分为想像系统脱敏和现实系统脱敏。想像系统脱敏的过程即让患者处于全身肌肉放松状态下，由医生口头描述，让患者进行想像，从最低层开始，想像 30s，停止想像时报告此时感到主观焦虑的等级分数，以不感到紧张害怕为止，再进入下一个层次，如此渐进直到通过最后一个层次。系统脱敏法适用于恐怖症、强迫症。

2. 满灌疗法 满灌疗法也叫暴露疗法、冲击疗法。其基本原理是，快速、充分地向患者呈现他害怕的刺激，实际体验后他感到并不是那么害怕，恐惧感就会慢慢消除。让患者进入自己最恐惧或焦虑的情境之中，给他一个强烈的冲击，同时不允许其采取堵耳、闭眼、哭喊等逃避行为。刺激的出现要坚持到患者对此刺激习以为常为止。采用满灌疗法应事先将治疗方式与患者讲清，征得同意后方可进行。满灌疗法适合于对有焦虑和恐惧倾向的患者使用。具体运用时，要考虑患者的文化程度、受暗示程度、导致心理问题的原因和身体状态等多种因素。对体质虚弱、有心脏病、承受能力差的来访者，要慎用这种方法。

3. 厌恶疗法 厌恶疗法是将某些不愉快的刺激通过直接作用或间接想像，与患者需改变的行为症状联系起来，使其最终因感到厌恶而放弃这种行为。其基本原理是，将患者的不良行为与某些不愉快的、令人厌恶的刺激相结合，形成一个新的条件反射，用来对抗原有的不良行为，进而最终消除这种不良行为。常用的厌恶性刺激有物理刺激（如电击、橡皮圈弹痛等）、化学刺激（如呕吐剂等）和想像中的厌恶性刺激（如口述某些厌恶情境，然后与想像中的刺激联系在一起）。在进行心理咨询时，厌恶性刺激应该达到足够的强度，通过刺激能使来访者产生痛苦或厌恶反应，直到不良行为消失为止。

4. 代币法 代币法又称奖励强化法，是一种通过奖励（即强化）而形成某种期望出现的适应性行为的方法，即当患者一出现某种预期的良好表现时，立即给予奖励，使该行为得以强化。

（四）来访者中心疗法

来访者中心疗法建立在人本主义的哲学基础上。罗杰斯的基本假设是：人们是完全可以信赖的，他们有很多的潜能理解自己并解决自己的问题，而无需医生进行直接干预；如果他们处于一种特别的咨询关系中，能够通过自我引导而成长。这一疗法不把治疗对象称为病人，而称为“来访者”或“咨客”；不注重治疗的技巧，只注重治疗的环境与氛围，只是帮助来访者自我认识。治疗时主要集中于来访者的思维与情感，给来访者提供一个有利的、特定的心理氛围，耐心倾听诉说，表示同情与理解，让来访者在充分表达和暴露自己时，体验自身情感与自我概念的不协调，从而改变自己，取得进步。

来访者中心疗法的过程注重于在医生与来访者互动过程中来访者的态度、情感及体验性的活动过程，注重于来访者内在的心理历程及其发展演变的特点。美国心理学家佩特森把这个过程分为七个阶段。

第一阶段：来访者对个人经验持僵化和疏远态度阶段。来访者不愿主动寻求治疗和帮助。

第二阶段：来访者开始“有所动”阶段。如果在第一阶段中，来访者能够体验到医生对他的尊重、真诚和共情，感到自己被接纳，就会进入第二个阶段。

第三阶段：来访者能够顺畅地、自由地表达客观的自我，但他表达的仍然是客观的自我，总体上来说，还没有情感的投入。能意识到自己的真实感受，但很少承认自己的当前感受，并且对自己的感受不能接纳。

第四阶段：求访者能更自由地表达个人情感，但在表达当前情感时还有顾虑。在这一阶段，来访者的自我体验变得较为真实，但由于长期形成的固定模式的限制，他还不能做到对自我完全开放。此时，来访者与医生之间已经有了以情感为基础的联系，心理治疗的过程大部分发生在这一阶段和下一阶段，因此，第四、五阶段是治疗的主要阶段。

第五阶段：来访者能够自由表达当时的个人情感，接受自己的感受，但仍然带有一些迟疑。

第六阶段：来访者能够完全接受过去那些被阻碍、被否定的情感，他的自我与情感变得协调一致。

第七阶段：由于上一阶段的变化是不可逆转的，因此在此阶段，来访者对治疗条件的作用，例如关注、接纳等已不再看得那么重要。

（五）合理情绪疗法

1. 合理情绪疗法 合理情绪疗法是美国著名心理学家埃利斯于20世纪50年代首创的一种心理治疗理论和方法。该理论认为，使人难过和痛苦的不是事件本身，而是对事件不正确的解释和评价。合理情绪疗法的核心理论是ABC理论。在ABC理论中，A是指诱发性事件；B是指个体在遇到诱发事件之后相应而生的信念，即他对这一事件的看法、解释和评价；C是指继这一事件后，个体的情绪及行为的结果。

合理情绪疗法的治疗过程一般分为四个阶段：

（1）心理诊断阶段 在这一阶段，医生的主要任务是根据ABC理论对患者的问题进行初步分析和诊断，通过与患者交谈，找出他情绪困扰和行为不适的具体表现（C），以及与这些反应相对应的诱发性事件（A），并对两者之间的不合理信念（B）进行初步分析。

（2）领悟阶段 医生的任务和前一阶段没有严格区别，只是在寻找和确认患者不合理信念上更加深入，并且使患者进一步领悟自己的问题与不合理信念之间的关系。

一般说来，医生需要帮助患者达到三种领悟：使他们认识到是信念引起了情绪及行为后果，而不是诱发事件本身；他们因此对自己的情绪和行为反应应负有责任；只有改变了不合理信念，才能减轻或消除他们目前存在的各种症状。

（3）修通阶段　这一阶段的工作是合理情绪疗法中最主要的部分。医生采用辩论和想像的方法与技术，以动摇、修正、改变患者不合理信念。使患者真正认识到，他的不合理信念是不现实的，没有根据的。开始分清什么是合理的信念，什么是不合理的信念，并用合理信念取代不合理信念。下面介绍一下常用的方法技术。

①与不合理信念辩论　这是合理情绪疗法最常用最具特色的方法，它源于“产婆术”的辩论技术。这种方法主要是通过医生积极主动的提问来进行的，医生的提问具有明显的挑战性和质疑性的特点，其内容紧紧围绕着患者信念的非理性特征、例如，针对患者持有的绝对化要求的一类不合理信念，医生可以直接提出以下问题：“有什么证据表明你一定会获胜?”，“事情为什么一定要按照你的意志来发展?”等问题。

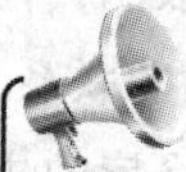

知识链接

产婆术，即“苏格拉底方法”，苏格拉底方法包括讽刺（不断提出问题使对方陷入矛盾之中，并迫使其承认自己的无知）、助产（启发、引导学生，使学生通过自己的思考，得出结论）、归纳和定义（使学生逐步掌握明确的定义和概念）等步骤。由于苏格拉底把教师比喻为“知识的产婆”，因此，“苏格拉底方法”也被人们称为是“产婆术”。

②合理情绪想像技术　合理情绪想像技术的具体步骤可以分为三步：首先，使患者在想像中进入产生不合理的情绪反应之中，让他体验在这种情境中的强烈情绪反应。然后，帮助患者改变不合理的情绪反应，并使她体验到适度的情绪反应。最后，停止想像。对患者情绪和观念的积极转变，医生应及时给予强化，来巩固新的情绪反应。

这是整个合理情绪疗法的核心内容，治疗时还可以采用其他认知和行为疗法，如给患者布置认知性家庭作业，或进行放松疗法以加强治疗效果。

（4）再教育阶段

这一阶段的主要任务是帮助患者进一步摆脱原有的不合理信念及思维方式，使新的观念得以强化，从而使患者在治疗结束后仍能用学到的东西应对生活中遇到的问题，能更好地适应现实生活。

单元小结

本章介绍了心理评估、咨询和治疗的理论和技能。通过对本章的学习，使学生在临床护理工作中能够对需要进行心理评估、咨询或治疗的患者给予及时的帮助。

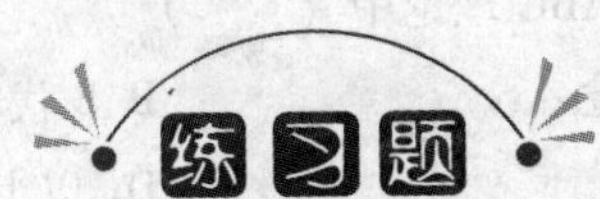

一、单项选择（A_1 题型）

1. 在下列英文缩写中，不属于 EPQ 分量表的是（　　）
   A. E　　B. P　　C. D　　D. N
2. EPQ 的 4 个人格量表，其中英文缩写 E 指的是（　　）
   A. 神经质　　B. 精神质　　C. 胆汁质　　D. 抑郁质
3. （　　）是心理评估人员获得信息的最常用的手段。
   A. 观察法　　B. 会谈法　　C. 个案法　　D. 测验法
4. 倾听时的鼓励性回应技巧中最常用、最简便的是（　　）
   A. 点头　　B. 目光注视　　C. 手势　　D. 言语
5. 鼓励技术中最常用的方法是（　　）
   A. 不断提问　　B. 直接重复患者的话
   C. 及时表扬　　D. 给予奖励
6. 下列说法中不正确的是（　　）
   A. 非言语行为能够提供许多言语不能直接提供的信息
   B. 非言语行为能反映患者想要回避或隐瞒的内容
   C. 医生可以利用非言语行为表达对患者的理解
   D. 非言语行为的含义是唯一的
7. 面质技术的含义是（　　）
   A. 当面质问患者　　B. 患者对医生质疑
   C. 指出患者身上存在的矛盾　　D. 咨询双方当面对质
8. 自我开放的主要形式是（　　）
   A. 开始不公地袒露自己
   B. 自觉、主动地公开个人生活
   C. 自我剖析，自我批判
   D. 暴露与患者所谈内容有关的个人经验
9. 系统脱敏法的基本步骤中不包括（　　）
   A. 学习放松　　B. 排列出焦虑等级
   C. 逐级系统脱敏　　D. 签订咨询协议
10. 满灌法的另一名称是（　　）
    A. 冲击疗法　　B. 现实疗法　　C. 系统疗法　　D. 想像疗法
11. 厌恶疗法的厌恶刺激必须是（　　）

A. 意外的　　B. 柔和的　　C. 强烈的　　D. 快速的

12. 在合理情绪疗法的 ABC 理论中（　　）

A. A 代表看法或信念　　B. B 代表行为后果

C. C 代表诱发事件　　D. 以上全错

13. 在合理情绪疗法修通阶段最常用的技术方法是（　　）

A. 与不合理信念辩论　　B. 合理情绪想像技术

C. 家庭作业　　D. 行为技术

（卢永菲）

第六单元 心理护理

要点导航

1. 了解心理护理的概念。
2. 掌握心理护理的实施程序。
3. 熟悉心理护理的要素与作用。
4. 熟练运用心理护理程序，对护理对象进行心理护理。

心理护理是整体护理的核心内容，对提高护理服务质量起到重要作用，其核心是以护理对象为中心，为其提供生理、心理、社会、文化等全方位的整体护理。因此，根据病人心理需要采取恰当措施实施心理护理是护理工作者的一项重要工作内容。护理人员学习并掌握心理护理的有关理论和应用技术，可促进护理工作质量的提高，以达到理想的护理效果。

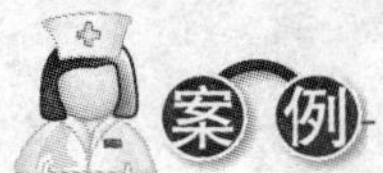

只有病人主动配合，手术才能顺利进行

2013 年 1 月 30 日下午 2 点 30 分，我迎接一名 8 岁男孩到手术室做疝囊高位结扎手术，小男孩和他的父母在病人等候区，我看到他们时，只见小男孩的父亲眼睛一直盯着男孩，母亲嘴里不停地说；"阿亮勇敢"，小男孩则哭得一塌糊涂，看到这一切，我觉得我似乎应该为他们做点什么。

不同年龄的人对手术的反应是不同的，这家人中，父母担心的是手术能否成功，手术麻醉是否有后遗症，孩子的哭声也让他们心碎无助。孩子害怕疼，害怕离开父母。

父亲用他坚定的目光看着孩子，似乎要把自己作为父亲最刚强的力量传递给孩子。孩子仰着头大哭，父亲根本不在他的视线里。母亲双手紧紧拉着孩子的双手，不停地重复，"阿亮勇敢"。可我看出母亲的紧张和不安，孩子的号啕大哭让一家人都很无助。作为手术室护士，我们不只是为病人提供安全医疗服务，还应该提供优质护理，获得好的医疗效果。

我走上前去一边自我介绍，一边轻声地叫着孩子的名字，同时向他的父母了解了孩子的基本情况。我告诉他们这样的手术是一个常见手术，每个月我们都会做不少例，如果孩子能配合的话，手术可采取半麻，手术过程孩子是清楚的，这样可以进行交流，了解孩子的需要，手术时间在一小时左右，不会造成后遗症。父母是成年人，他们获取信息的渠道很多，我和他们交流得非常顺利。我伸出手去牵着小男孩，并擦干他的眼泪，抚摸着他的手，叫着他的名字。我说："孩子你8岁了，能把你哭得这么伤心的原因告诉阿姨吗?"，孩子哭着说："我害怕。"我说："今天你要做的是一个很小的手术，我知道你害怕疼，也怕离开爸爸妈妈，不过做手术的时候，我会一直陪着你，有什么需要，你可以告诉阿姨，阿姨就像你的父母一样，你能否牵着阿姨的手，一起走进手术室?"小男孩战战兢兢地拉着我的手跟着我，在要离开父母的时候，我和小男孩一起向他们挥挥手，并告诉他们，请放心，我会照顾好孩子的。手术室大门打开，我和孩子比较顺利地进入手术室。孩子用好奇的眼光巡视周围的一切，先前的害怕在慢慢消失，也不哭了。我和孩子一边聊天一边开始输液准备，我对孩子说："一会阿姨要给你输液，肯定有点疼，你能配合阿姨吗?"在手术室里，我是他的依靠，和小男孩的沟通非常顺利，我把他抱上手术床，取得了他的信任和配合，顺利地为手术做好了术前准备。

通过这件事我想告诉大家，护士提供给病人的，除了平常的护理工作，更应该为病人提供他们特殊时期的心理护理。

问：心理护理与疾病护理有哪些不同?

第一节　心理护理概述

一、心理护理的概念

心理护理是指护士以心理学的理论和技术为指导，通过各种手段和方法，积极地影响和改变患者的认知、情绪和行为，以促进患者身心康复的护理过程。

心理护理的概念可有广义与狭义之分。广义的心理护理，指护士不拘泥于具体形式、积极影响患者心理活动和行为的一切言谈举止。狭义的心理护理，指护士主动运用心理学的理论和技术，按照护理程序，运用各种技巧，帮助患者在其自身条件下达成最适宜心身状态，重新构建心理健康的过程。

如何帮助患者获得最适宜心身状态，是心理护理的核心问题。护士运用心理护理手段，可帮助患者接受患者角色，正确认识和对待疾病；指导患者配合治疗和护理，适应医院的生活环境；帮助患者建立新的、和谐的人际关系；缓解患者在疾病过程中所产生的紧张、焦虑、悲观、抑郁等负性情绪；使患者学会自我护理，以积极的心态与疾病作斗争。

二、心理护理的原则

（一）主动性原则

护理人员与患者建立良好的人际关系有利于医疗护理工作的顺利开展，对于维护医护人员和患者的心理健康都有非常重要的意义。通过与患者的交往，可以交流感情，协调关系，减少寂寞，满足需要，帮助患者保持良好的心理状态。在交往中要平等相待，互相尊重，遵循人际交往的原则，护理人员应具有良好的交往技巧，承担主导作用。

（二）服务性原则

必须树立全心全意为患者服务的宗旨，具有高尚的职业道德和高水平的专业理论与精湛的技术。心理护理是整个治疗的重要组成部分，护理人员热情、细致的态度，严谨的作风，精湛的技术都可以对患者起到心理安慰和支持的作用。可以说，在临床护理工作中，心理护理无处不在。

（三）参与性原则

护理人员在与患者建立良好的人际关系的基础上，应当不断地应用医学、心理学及其他相关学科的知识对患者进行宣传教育，改变患者的认知水平，消除患者对疾病的错误观念、错误认识，使患者对待疾病、对待治疗的态度由被动变为参与，并达到良好的自我护理。自我护理是一种为了自己的生存、健康及舒适所进行的自我实践活动，包括维护健康、自我诊断、自我用药、自我治疗、预防疾病、参加保健。主动、良好的参与自我护理是心理健康的表现。患者在医护人员的帮助指导下，以平等的身份参加对自身的治疗和护理活动，有助于维持患者的自尊、自信，也可以满足患者的某些心理需要，为战胜疾病创造有利条件。那些能够坚持参与自我护理的患者，比那些被动依赖医护人员的患者恢复要快。

（四）个性化原则

根据病种、年龄、性别、病程、文化素质不同，每个人的心理反应有明显的个体差异。护理人员应当了解患者在疾病的不同阶段可能出现的不同心理状态，认真了解、分析每个患者的心理需要，根据患者的具体情况采取有针对性的对策。护理人员在与患者交往过程中，要不断地观察、交谈、启发患者自述，必要时可以使用心理测验等手段，及时掌握患者的病情与心理状态。实现因人而异的个性化护理。

（五）重视社会支持系统作用的原则

患者住院后易产生紧张、焦虑和恐惧，此时单位领导、同事、亲朋好友的态度及有关的心理社会因素也会影响患者的心理反应。因此发挥好社会支持系统的作用有利于患者重建心理健康。

三、心理护理的地位和作用

以现代护理理念衡量，心理护理应贯穿于整个护理的全过程，是系统化整体护理的核心与难点，也是系统化整体护理优越于其他护理模式的关键环节，是为患者的身心健康提供满意支持的重要保证。

（一）心理护理是整体护理的核心成分

心理护理是整体护理的核心成分是指现代生物、心理、社会健康的概念被普遍接受，患者及健康人群均对提高心理健康水平、提高生活质量寄予较高期望。大量临床实践证实，个体心理状态优劣对其自身健康具有直接、决定性影响，这确立了心理护理在整体护理中的核心地位。护士给患者以良好的心理支持或即时危机干预，可帮助其以积极心态战胜病痛或超越死亡，使人生愉快充实；为健康人群提供有益的心理咨询服务和积极心理健康教育，可指导其排遣身心健康的潜在危机，预防或减少对身心健康的损害等。通过疾病护理与整体护理的比较（见表6－1）可显示出心理护理的核心作用。

表6－1　疾病护理与整体护理的比较

比较内容	疾病护理	整体护理
工作轴心	躯体护理	身心护理
工作目标	疾病	疾病、心理、社会
工作标准	完成常规操作	患者及多方满意
工作特点	被动、机械	主动、灵活
医护关系	互相推诿，缺少合作	协调合作，互为参谋
护患关系	物化、隔阂、冷漠	融洽、友好、热情
心理护理	额外事物，可做可不做	贯穿全过程

（二）心理护理贯穿于整体护理全过程

心理护理侧重于运用心理学的理论和方法，致力于患者的心理问题的研究和解决，倡导建立良好的护患关系，为患者营造适宜的人际氛围，调控患者的不良情绪状态等。心理护理与其他护理方法紧密相连，共存于整体护理模式，心理护理可独立操作，亦可与其他护理方法同步展开，二者有机结合，既可相得益彰，还可突出心理护理的特殊功能和优势效用。

心理护理是连续、动态的过程，需应对伴随患者身心状况而时有波动的心理活动。心理护理应紧密跟踪患者的身心动态，分析出其心理失衡的主要原因，即时调整和优选实施对策，以更有效发挥其对患者身心的积极影响。此外，有些患者病愈出院后仍心有余悸。如“呼吸机依赖综合征”患者并未达成躯体、心理的同步康复，重者甚至可因心理因素导致呼吸中断危及生命。实现整体护理目标应在尽力解除患者躯体病痛的同时，指导其重新构建心理健康。贯穿整体护理全过程的心理护理，既要掌握患者心理活动的基本规律，又要为备受躯体病痛折磨的患者减轻心理压力，还要为深陷心理困扰的患者化解后顾之忧。

（三）心理护理具有疾病护理无法替代的作用

心理护理十分重视人的生理和心理相互转化的因果关系。其目的是提高患者的认知水平，保持良好的心境和积极稳定的情绪状态，调整自己的行为符合健康的需要。因此，心理护理有助于改善不良的心理状态，提高机体的抗病能力；有助于建立良好的人际关系，增强心理适应及应对能力；有助于满足患者的需要，保持治疗和康复所需要的最佳心身状态；有助于调动患者的主观能动性，提高治疗、护理的效果和主动参与自我护理。这些作用都是疾病护理所无法替代的。

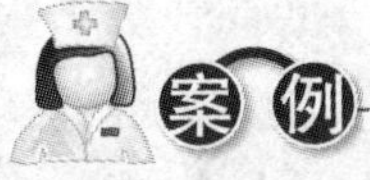

简单说教与心理护理的区别

王某，男，45岁，大学文化，干部，因发作性心绞痛入院。诊断：冠心病、心绞痛、高脂血症。入院评估阳性资料：情绪激动后出现心前区疼痛，并向背部放射，轻度胸闷，休息后有所缓解，呈紧张面容。一向身体健康、事业顺利的他无法接受患病的现实，陷入了极度恐惧焦虑之中。

面对这位病人，三位护士在心理护理过程中表现出不同的做法：

（1）护士甲　非常同情、关心该病人，鼓励病人要树立信心，不怕病痛，以顽强的毅力战胜疾病。

（2）护士乙　凭借丰富的临床经验和基本的心理学知识，苦口婆心地劝慰病人，并给予解释和疏导，希望病人能积极配合治疗。

（3）护士丙　理解病人恐惧焦虑的心理反应，深知负性情绪可加重心脏负荷和心肌缺血，对病情不利。守护在病人床边，与病人进行了适度的沟通，解答病人对疾病的疑虑，给予心理安慰，并指导病人采用放松疗法，缓解焦虑和恐惧。指导家属在病人面前避免刺激性语言，同时准备通过进一步的临床观察和必要的心理测验，更深入了解病人的情绪及人格特征，并以此为依据，选择适用于该病人的心理护理对策。

请问：这三位护士的做法哪种更合适？为什么？

第二节　心理护理要素

一、心理护理的基本要素

心理护理的基本要素是指影响心理护理的科学性、有效性的关键因素，主要包括护士、患者、心理学理论和技术、患者的心理问题四个要素（图6-1）。这四个基本要素相互依存，相互影响，构成环状的运转系统。其中任何环节的缺失，都可导致整个系统运转失灵。

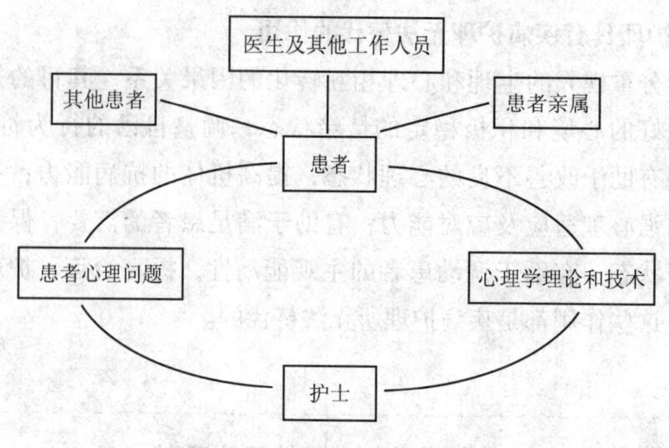

图 6-1　心理护理基本要素

患者亲属、医生及其他工作人员、患者彼此间也可影响心理护理的效果，但一般只对心理护理过程起推动或干扰作用，并不直接对运转系统的启动起决定作用，故均不属于基本要素的范畴。心理护理的基本要素，指启动心理护理运转系统的四个前提条件。

二、心理护理基本要素的作用

（一）以心理学理论和技术为依托

心理护理不等同于政治思想工作，也不是简单的说教开导，护士只有较好地掌握用于临床实践的心理学理论和应用技术，才能较准确地把握患者心理反应的一般规律，准确分析患者心理问题产生的原因、性质、反应强度、危害程度，正确选择心理护理对策，充分展现心理护理的最大价值，切实保证心理护理的科学性和有效性。

（二）准确评估患者心理问题、有针对性地选择心理护理措施

患者心理问题指患者心理状态不佳，轻者出现心理偏差，重者出现心理危机。焦虑、抑郁、愤怒、恐惧等是存在心理问题的患者经常表现出来的负性情绪。负性情绪反应是患者心理问题的表征，同时也是心理诊断的重要依据。护士通过观察、交谈、测量、调查等手段，清晰、准确地评估患者心理问题，客观地分析患者心理问题的性质、程度、主要原因，有助于选择心理护理措施，有针对性地对患者的不良情绪实施调控。护士仅凭个人经验有时无法明确患者心理问题的性质和强度，可采用症状自评量表（SCL-90）、抑郁自评量表（SDS）、焦虑自评量表（SAS）等测评出患者心理问题的性质和程度，如焦虑自评量表（SAS）测定，50~59 分为轻度焦虑，60~69 分为中度焦虑，69 分以上为重度焦虑。根据量化的焦虑值明确判断患者的焦虑程度，并分析其原因，以便采取相应的干预对策，并采取针对性的心理护理措施。

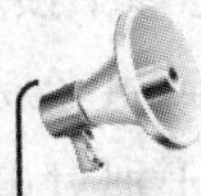

知识链接

评估病人心理问题的三个主要环节

（1）确定病人主要心理反应的性质，以焦虑为主、愤怒为主还是以抑郁为主等。

（2）确定病人主要心理反应的强度，如病人的焦虑适度还是不适度，可用量表测出其分值，确定等级。

（3）确定导致病人负性心理反应的主要原因，如疾病认知、社会支持、人格特征或环境影响等。

（三）建立良好护患关系才能有效实施心理护理

心理护理的实施能否取得显著成效，很大程度取决于患者能否积极主动地配合。护士要注意良好护患关系的建立，以护士角色的人格魅力赢得患者的信任与合作。如“白衣天使”形象本身，对患者就有很大影响，是很好的心理治疗，使患者产生安全感，给患者以积极暗示增强其战胜疾病的信心，使患者在护理治疗中积极配合。多数患者对护士的满意程度，并不在于他们判断护士技术操作的优劣，而在于护士是否善良、真诚、富有同情心，是否尽到了最大的努力。因此，在实施心理护理过程中，应抱有积极关注的态度，采用征询的口吻，发挥患者的主观能动性，尊重患者的权利和尊严，考虑患者原有的社会角色，采用患者较易接受的实施方式。

心理护理的实施能否获得明显疗效，很大程度上取决于患者能否给予主动积极地配合。患者与护士接触后，患者会感受到哪位护士比较善解人意，是可以信赖或托付的人，便会相应地产生“择护行为”，把长期压抑的心思或隐私和盘托出。一旦建立了信任，患者对心理护理的合作性就会加强，实施效果也较好。若护士得不到患者的信任与合作，即使她对患者心理问题有较准确的评估和较高明对策，也因得不到患者的积极响应和配合而难以真正获得实效。

能否得到患者的密切合作，主要取决于实施心理护理的护士。护士除了需要以职业角色的影响力赢得患者信任，还应注重了解患者的人格特征，尽可能采用其较易接受的实施方式。

（1）护士须注意维持患者的个人尊严及隐私权。如同心理咨询等职业规则，护士应对一切涉及患者个人隐私的话题严格保密，这是随临床心理护理的不断扩展，临床护士面对的新问题。获得患者高度信任的护士，若在倾听患者的隐私后，未能遵循保密原则，则会极大地伤害患者的自尊，并失去患者的信任。

（2）护士了解患者本人感受或相关调查时，宜采用征询口吻和关切态度，切不可用质询口气或刨根问底。尤其在与患者沟通的初始阶段，护士对患者不愿谈及但又事关身心康复的问题，应尽量用婉转迂回的方式引导，切不可操之过急强加于患者。

（3）护士还应尊重患者的主观意愿和个人习惯，包括考虑患者原有的社会角色，采用较适宜方式（少用命令式、说教式，多用协商式、建议式）为患者实施心理干预。设想如果某护士对患者动辄使用“不许这样，不能那样”的口吻，很容易招致患者反感，不仅难以达到彼此沟通与理解，相互间的信任与合作也很难建立。若护士把对患者的“不许……不能……”等生硬口吻换成“您最好这样，您看是否可以那样”的热情建议，则十分有益于建立融洽的护患关系，增进护患之间的理解、信任与合作。

（4）对不太适应在大庭广众下接受护士的调查或指导的患者，护士应尽可能尊重其习惯方式，选择适宜的场合、方式实施个别干预。

（四）培养积极的职业心态，为实施心理护理积聚正能量

护士积极的职业心态，指护士在职业角色扮演中，能始终如一地保持稳定、健康的身心状态，能主动、富于同情地关心患者病痛，能注重时时处处替患者着想，能经常自省自己的言谈举止是否都体现了对患者身心状态的积极影响，擅长把心理护理的效应渗透到护理过程的每个环节。

护士具有积极的职业心态，可激发其正能量，使工作更具有主动性和创造性，变“要我做”为“我要做”，自觉调控言谈举止；护士具有积极稳定的职业心态，对形成良好的护患关系具有决定性影响，是促进患者心身康复的重要因素。

积极的职业心态可具体表现为：崇高的理想、稳定的情绪、良好的性格、敏锐的观察、坚强的意志、善于沟通的技巧等。

在实施心理护理的过程中，护士的职业心态越积极，其内在潜力就越能得到充分调动，工作就越具有主动性和创造力，其工作水准和质量就越高。尤其是心理护理，与其他护理方法相比，更是一项需艰辛付出却不一定能“立竿见影”取得成效的工作。根据当前护理工作质量评判标准，护士做与不做心理护理，做得好或不好，尚无相应的客观评价体系。故心理护理的实施及效果在很大程度上受制于护士的职业心态。

护士积极的职业心态是“最本质、最基础的心理护理”。只有具备积极职业心态的护士，才会自觉地要求自身言谈举止有益于患者身心状态，形成良好的人际魅力，赢得患者的尊重和信赖。积极的职业心态，还促使护士努力掌握心理学知识，深入研究患者心理问题，主动探索心理护理对策，持之以恒地为患者提供心理支持。

三、护理人员临床心理护理的职责范围

在我国，临床护理工作中护士的心理学专业学习和培训程度不同，掌握心理护理的方法和技术水平也不相同，再加上各级医院管理中的要求不同，因此介入深度有所不同。其主要职责范围应包括：

（1）帮助患者提高对自身疾病状况、治疗情况的认知水平。

（2）进行护理评估，明确护理诊断，为实施心理护理与干预提供依据。

（3）对患者的心理问题或心理障碍进行心理疏导、心理支持、心理咨询和行为矫正训练等。

(4) 开展心理健康教育，对不同患者提供个性化的自我心理保健和自我心理护理的健康教育，使其重新构建心理健康。

(5) 确立标准与方法，评价心理护理和心理干预的效果。

第三节　心理护理实施程序

心理护理贯穿在整体护理全过程中，严格遵循护理程序为患者解决心理问题，重建心理健康。

心理护理实施程序是一个综合的、连续的、动态的、具有决策和反馈功能的过程。是一种科学的确认问题和解决问题的工作方法。在临床护理工作中，通过有目的、有计划的步骤和专业行为，对患者的生理、心理、社会及文化教育多个层面进行系统的整体护理，使其达到最佳的健康状态。

护理的实施程序包括评估、诊断、计划、实施和评价五个阶段（图6-2）。具体实施过程中可因人而异，灵活运用。

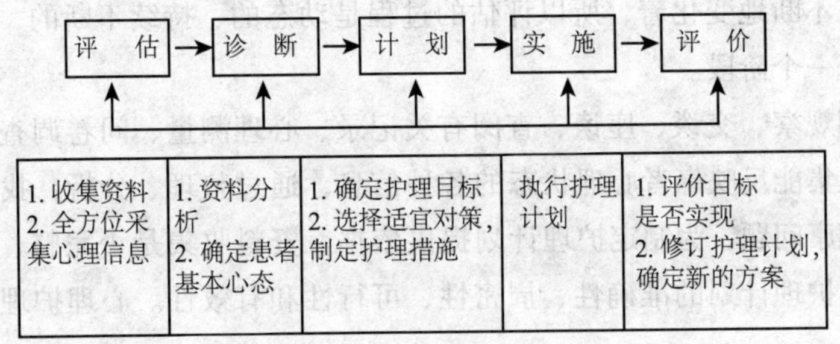

图6-2　心理护理实施程序

心理护理实施程序具有系统性、动态性、人际性、以目标为中心和普遍适应性。

(1) 系统性　心理护理实施程序的每个步骤都有赖于上一个步骤的准确性，并影响下一个步骤。没有一个完整的，准确的基本资料，护士就不可能确定患者的问题。不知道患者的问题，护士就不可能制定出有现实目标的计划，如果没有明确的目标和护理措施，评价也就变得没有意义了。所以心理护理的实施程序是以一种系统的、连续的顺序来指导护理工作的每一步。

(2) 动态性　尽管心理护理实施程序在叙述上是以五个步骤为顺序排列的，但在实践中这五个步骤是相互作用和重叠出现的。事实上，这五个步骤中没有哪一个是孤立出现的，往往是一步紧接着一步，几乎是同时出现的。作为一个动态的过程，时时都在随着病情的变化而变化，如病情的某一改变可能使整个护理计划发生很大的改变，而且往往是旧的问题解决了，新的问题又出现了。

(3) 人际性　护理的中心是人，护理之所以能作为一个专业存在，是因为人们存在着对健康和疾病的反应而需要护理的帮助。心理护理实施程序确保护士是以患者为中心而不是以完成工作为中心。心理护理实施程序还鼓励护士帮助患者用其自己的力量满足自己的需要。强调了患者的参与，促进了护患关系。

（4）以目标为中心　心理护理实施程序可使护士确定与增进患者健康，恢复健康，适应功能改变等一些特殊目标，这些目标和措施一旦写在患者的护理计划上，每个护士看后都能很快明白应该先为患者做什么。这样患者可以得到持续的、连贯的护理，护理措施始终朝着实现目标方向进行。

（5）普遍应用性　护士拥有了心理护理实施程序的知识，不仅可以为患者提供护理还可为健康的人提供保健护理。不仅能护理儿童，也能护理老年人，并在不同的医疗场所都可实施护理。掌握了心理护理实施程序，就相当于掌握了从事一体化护理的工具。

一、心理护理的评估

心理护理评估是心理护理程序的第一步，是有目的、有计划、有步骤、有系统地收集健康资料的过程。由于同种疾病的不同患者或是同一个患者在疾病的不同阶段，健康问题都在不断地变化着，所以评估的过程是动态的、持续不断的，并始终贯穿于护理程序的每一个阶段。

护士采用观察、交谈、座谈、查阅有关记录、心理测量、问卷调查、护理体检等方法，全面收集能反映患者心理状态的各种信息，通过整理、分析，找到患者现存或潜在的心理健康问题，为制定护理计划提供依据。资料收集是否完整、准确，直接关系到整个心理护理计划的准确性、周密性、可行性和有效性。心理护理评估的主要内容包括：

（一）一般资料

包括姓名、性别、年龄、出生地、文化程度、职业、民族、婚姻状况、家庭住址、个人生活习惯和嗜好、心理状况、社会交往、入院诊断等。

（二）躯体评估

评估个体的生命体征、水电解质平衡、睡眠、排泄、饮食等躯体健康水平。个体的心身两个方面相互联系，相互影响，各种心理症状会对机体的生理功能产生不同程度的影响。常表现为交感神经功能紊乱，如面红、皮肤出汗、胸闷、气促、尿频、尿急等，还往往伴有饮食、睡眠、体力等方面的改变。评估个体是否存在生理方面的症状和体征，判断这些生理的改变是否与其心理状态有关。

（三）心理评估

1. 精神状态

（1）仪表和行为　姿势、面部表情、步态、衣着、动作是否协调等。

（2）语言沟通　声调、语速、连贯性、切题、表达和组织能力等。

（3）感知情况　视、听、嗅、味、触觉的情况，是否有错觉和幻觉。

(4) 思维过程　思维是否符合逻辑，有无强迫观念及妄想等。

(5) 记忆能力　是否存在遗忘、错构、虚构等症状。

(6) 定向力　对时间、地点和人物，以及对自身状态的认识、判断能力。

(7) 情绪状态　有无情感高涨或低落、焦虑、抑郁、愤怒、恐惧、孤独等情绪反应。

2. 对自身健康状况的理解　评估患者对自身疾病的性质、严重程度的了解，对所患疾病持有的看法和态度，对治疗和康复的认识等。

3. 生活事件与应对能力　一年来是否有显著的生活状态的改变，如失去亲人、离婚、躯体重大疾病、晋升、失业、工作调动等。个体在面临压力或困难情境时的应对能力及所运用的各种适应性技巧或策略。

4. 人格类型　评估患者是属于开朗或抑郁、坚强或懦弱、依赖或独立、主动或被动、内向或外向等人格类型。

5. 价值观和信仰　不同的民族、文化背景、风俗习惯、价值观和信仰有时也和健康行为有关。可询问其“什么对你最重要”、“当你有困难时，一般从何处寻求力量和帮助”、“你参加了何种团体或组织，是否有宗教信仰”等，护士应了解并理解患者的信仰或习惯，提出可供选择的不同方案，把最后的决策权留给患者自己。

(四) 社会评估

评估患者亲人、同事、朋友和邻居可提供的条件和支持。

1. 家庭　评估家庭的一般状况，患者在家庭中的角色和地位，与家人的关系、居住条件、生活环境、主观幸福感等。

2. 单位　对工作的态度，工作性质、工作环境、经济收入、工作业绩、同事关系等。

3. 人际关系　平时待人接物的态度，与朋友、邻居的关系，娱乐圈、交友圈有哪些，其性质和作用等。

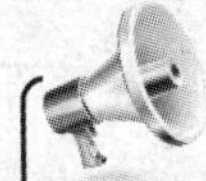

知识链接

影响心理评估资料收集的因素

心理评估与生理评估不同，有关心理的资料多数为主观资料，收集、分析、判断均比较困难，因而心理评估较难用“正常”和“异常”来划分。影响心理评估资料收集的因素主要有：①病人对护士的信任程度；②护士的沟通态度是否真诚；③护士在沟通中是否善于引导病人说出自己的真实感受；④护士的观察能力和专业知识水平等。护士很好地注意到这些因素，有助于收集到能反映病人真实心理状态的各种信息。

二、心理护理的诊断

心理诊断是对个人、家庭或社会现存的或潜在的健康问题的一种临床判断。这些健康问题属于心理护理职责范围，是能用心理护理的方法加以解决的。

（一）资料分析

根据收集资料，按照2000年北美护理诊断协会（NANDA）制定的155项护理诊断对患者基本心态作出分析，目前我国临床常见的心理护理问题的判断借鉴了该协会的相关描述，如：焦虑、恐惧、自我形象紊乱、预感性悲哀、精神困扰、调节障碍、无效性否认、语言沟通障碍、照顾者角色障碍等。

（二）问题排序

面对患者的多个护理问题，护士应按先急后缓、先重后轻的原则排序，将对患者生命威胁最大、需要立即解决的护理问题排在首位。例如某患者得知身患癌症的消息后，焦虑、失眠、悲观绝望、产生自杀的倾向，护士应将其“有自杀的危险”列为护理问题的首位，并与有关人员协同合作，立即采取相应的危机干预措施，其他的依次排列。护理问题的排序，有助于护士有条不紊、有重点地工作。尽管大多数心理社会问题不属于紧急问题之类，但同样是患者康复的关键，因此不能忽视。

三、心理护理的计划

心理护理的计划是针对心理护理问题，为使患者重建心理健康而制定相应的具体护理措施。第一步是科学合理地确定心理护理目标；第二步是制定实现心理护理目标的具体护理措施。制定护理计划是应用心理学知识和技术解决患者具体问题的关键步骤，是对患者实施心理护理的行为指南。心理护理计划应体现个性化。对患者实施个性化心理护理，首先要考虑到患者心理活动的共性规律、心理护理的总体对策和实施原则，再结合患者个性特征，因人而异，灵活应用。如患者焦虑的原因是不了解手术的结果，那么护士所采取的措施就是使患者弄清手术的结果，以减轻焦虑的程度。主要措施有以下几个方面：

（一）支持性心理治疗

这是心理治疗的基本技术，也非常适合于心理护理。它具有支持和加强患者心理防御功能的特点，能使患者增强安全感，减少焦虑和不安。最常用的方法有解释、鼓励、安慰、保证和暗示等。其中以解释最重要，做好解释工作，需要详细地收集资料，根据科学的原理，运用通俗易懂的语言。在解释时，尤其注意与整个医疗护理计划内容相符，与医生的意见一致，否则会产生误会，失去患者对医务人员的信任。解释还可以针对患者家属，亲友和单位领导，以取得他们的配合，甚至还可以动员已经被治愈的患者或者有相同经历的患者进行现身说法，以提高效果。

（二）松弛训练

一种通过指导患者如何放松来消除紧张与焦虑的方法。护士指导患者在遇到严重的应激状态时，把注意力集中于躯体的某一部分（如右手），尽量使这部分肌肉放松，直至产生沉重和温热感，才算达到要求，然后再把注意力引向躯体的其他部分（如左手），如此反复进行，可使心情平静，心跳规律，呼吸松弛而舒适，腹部有温热感，前额有凉爽感。

（三）治疗性沟通

是一种使用沟通交流的技巧来达到治疗性作用的方法。在护理过程中，护理人员与患者的沟通非常频繁，这种沟通是有目的的，以患者为中心的，故称为治疗性沟通。在治疗性沟通中，护士要使沟通的方式尽量使患者感到舒适，尊重患者，态度真诚，在交谈中注意主动地倾听，使患者能倾诉自己的苦恼，同时精神上也会轻松、愉快。在治疗性沟通中，护士要确定互动的界限，因为这种关系和一般的社交关系不同，应维持一种比较客观的态度。在治疗性沟通中，护士以客观的态度来判断，以理智的态度来体会患者的感受并帮助患者。

另外，制定护理措施应考虑患者的可接受性、护士的能力、措施的可行性等。心理护理计划还应具有动态发展性，根据患者情况的变化和心理护理的效果适时补充调整。

四、心理护理的实施

心理护理实施过程是落实护理计划，实现心理护理目标，执行护理措施，解决患者心理问题，重新构建患者心理健康的具体过程。护士在实施心理护理过程中，应做好以下几点：①要把建立良好的护患关系放在首要位置，并贯穿于护理过程的始终；②尊重患者的人格，尊重患者的主观意愿，保护患者隐私；③善于运用人际沟通技巧，充分调动患者的主观能动性；④发挥社会支持系统作用，争取患者家属与亲友的配合；⑤促进患者之间的良好交往；⑥营造优美舒适的休养环境，丰富患者的生活内容；针对患者的个体特点，实施个性化心理护理。如面对同样的病痛，不同气质类型的患者临床表现各不相同，黏液质者可能忍耐、沉默，抑郁质者则可能叫苦不迭、焦虑不安。无论表现形式如何，解除病痛是患者共同的根本需求。护士应把满足这一需求作为实施心理护理的目标，然后针对患者的具体特点，采取不同的护理对策。如黏液质的人因情感不外露，且比较固执，对其要进行耐心的解释劝导，防止简单粗暴的说教；对抑郁质的人要多加关心，语言要谨慎，杜绝医源性的不良暗示，以提高心理护理的质量。

五、心理护理的评价

心理护理的评价是将实施心理护理计划后所得到的患者的心理健康状况的信息与

预期的心理护理目标逐一对照，按评价标准对护士心理护理实施的效果、质量进行综合性评价的过程。虽然评价是护理程序的最后一步，但实际上评价贯穿于整个护理活动的始终。目前国内心理护理效果的评价主要有目标评价、量表评价、患者满意度评价三种方式。

护士在心理护理效果评价的基础上，对前阶段心理护理的实施做出小结，并根据不同的结果，对护理计划进行相应的调整，确定下一步的方案。如果心理护理目标已实现，可终止个性化心理护理措施；如果心理护理措施只部分达到或没有达到预期的心理护理目标，应做深入的原因分析，重新进行资料收集，确定心理护理诊断和心理护理目标，实施心理护理计划，调整心理护理对策，即进入下一循环的护理程序。

单元小结

心理护理是指护士以心理学的理论和技术为指导，通过各种手段和方法，积极地影响和改变患者的认知、情绪和行为，以促进患者身心康复的护理过程。

通过本章学习，我们以后在临床护理工作中应该更加主动遵循心理护理的原则，牢记心理护理人员的职责，把握好心理护理要素四个成分的关键因素，熟练运用心理护理的实施程序，发挥出心理护理特有的意义和作用，为护理对象做好科学与人文关怀相结合的、高效的护理。

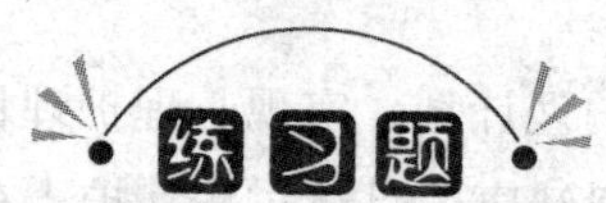

一、选择题（A_1、A_2 型题）

1. 优选心理护理对策的前提是（　　）

A. 患者的密切合作　　B. 家属的配合
C. 准确评估患者的心理问题　　D. 护士的心理学理论和技术
E. 护士积极稳定的职业心态

2. 患者向护士透露个人隐私时，护士应把谈话内容（　　）

A. 告诉朋友　　B. 严守秘密
C. 告诉其他工作人员　　D. 告诉其他患者
E. 告诉患者家属

3. 心理护理程序的第一步是（　　）

A. 护理评估　　B. 护理评价
C. 护理问题　　D. 护理计划
E. 实施护理

4. 下列哪项不属于心理护理的基本要素（　　）

A. 护士

B. 患者

C. 医生及其他工作人员

D. 患者的心理问题

E. 护士的心理学理论和技术

5. 将实施心理护理计划后患者的情况与预期目标进行比较的过程为（　　）

A. 护理评估

B. 护理问题

C. 护理计划

D. 实施护理

E. 护理评价

6. 一位护士在与患者的交谈中，希望了解更多患者对其疾病的真实感受和对治疗的看法。最适合的交谈技巧为（　　）

A. 认真倾听

B. 仔细核实

C. 及时鼓励

D. 及时澄清

E. 开放式提问

7. 在护士与患者沟通过程中，护士移情是指（　　）

A. 同情患者

B. 怜悯患者

C. 理解患者感情

D. 表达自我感情

E. 鼓励患者

二、选择题（A_3、A_4 型题）

8. 王女士因子宫肌瘤手术，护士准备给其插入导尿管，遭到患者拒绝，此时护士应（　　）

A. 让患者自行排尿，解除膀胱压力

B. 耐心解释，讲清导尿的重要性，并用屏风给予遮挡

C. 尊重患者意见，不予导尿

D. 请护士长改用其他方法

E. 不做解释，直接给予导尿

（韩天）

第七单元 临床患者的心理护理

要点导航

1. 掌握患者常见心理问题及心理需要。
2. 掌握常见躯体疾病患者的心理护理措施。
3. 熟悉心身疾病的心理护理措施。
4. 了解不同年龄患者的心理特点，熟悉不同年龄患者的心理护理方法。
5. 能熟练运用心理护理的方法对不同疾病患者进行心理护理。

医院是最靠近生命，也最接近死亡的地方，患者求医、女性分娩、老人临终，都是生命中最脆弱的时刻，最需要人性温暖的时刻。在患者求医过程中护士是与患者接触最多也最为密切的人，很多患者在患病后除了承受躯体痛苦的折磨外，也会产生很多负性的心理反应，护士在为患者做好躯体疾病护理的同时，做好患者的心理抚慰和照顾也同等重要。所以护士要充分认识到护理工作在促进患者心身全面康复中的重要作用，加强临床心理学的学习，把心理学理论熟练运用在临床工作中，要关注了解不同患者的心理需要，有针对性的选择护理方法，让患者得到更全面更专业的医疗服务，同时扩展护理工作的职能和提升护士的专业形象。

第一节 临床患者的心理变化及心理需要

一、患者常见心理变化

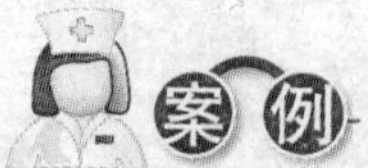

袁英是一家三甲医院急诊科的护士，在急诊科已工作了四年，每天除了面对危急重症患者抢救工作的压力外，还经常感受到患者和家属的不良情绪，沟通不畅时甚至对医护人员产生攻击行为，她感觉自己很委屈，不解这些患者和家属怎么没有一个好脾气的，并逐渐对工作产生厌倦心理，想改行从事其他职业。

问：如果你是袁英如何理解患者及家属在急诊时的不良情绪？我们应该如何让自己的情绪不受患者的影响？如何增加自己的职业认同感和成就感？

每一名患者在遭遇疾病侵袭的时候都处于应激状态，而在应激状态下人的心理活动会发生改变，认知、情感、行为会一定程度地偏离常态，尽管患者个性不同、患病情况不同表现出的心理反应不一样，但常见心理变化规律大致相似。

（一）认知功能的变化

认知过程包括感觉、知觉、记忆、思维、注意、想像等。患者患病后感知觉异常主要表现为：感受性增高，感受性阈值降低，感知觉的敏感性增强，主观异常感觉增多，患者对自然环境的变化，如声、光、温度等特别敏感，稍有声响就紧张不安。躯体不适的耐受力下降，主观体验增强，如感到腹主动脉猛跳，某处神经颤抖等，害怕这些变化会加重病情。记忆力一定程度减弱，注意力和思维活动都主要集中到与自己疾病相关的信息和自身病感上。有些患者对周围亲友和同事的猜疑心会加重，如猜疑自己的配偶会不会嫌弃自己等，容易将自己的想法投射到他人身上，引起误解导致沟通和交流的不快。

（二）情绪活动的变化

情绪情感是客观事物是否符合自己内心需要而产生的态度体验。患病是不符合一般人的心理需要的，所以患病后患者都会产生负性的情绪体验，如：焦虑、恐惧、愤怒、脆弱、易激动、易哭泣、无助、心烦意乱、莫名的愤怒、怨恨命运、自责、甚至攻击他人。

1. 情绪活动的强度变化　多数情况下患者对消极情绪刺激的反应强度大于正常人，少数患者情绪反应减弱，甚至对多数刺激无动于衷，这意味着患者可能病情严重或有严重心理障碍。

2. 情绪活动的稳定性变化　患者大多情绪不稳，表现为易激惹，易气愤争吵或悲伤哭泣。

（三）人格变化和意志行为变化

有些患者患病后变得过分依赖和易激惹，人格变得较少独立性，易感情用事，性情不稳定；有些患者表现为要求过分、过多，变得自我中心，自我放纵，意志的自制力下降。

有些患者表现行为退化，其行为表现与年龄、社会角色不相称，显得幼稚。如躯体不适时发出呻吟、哭泣、喊叫等，以引起周围人的注意，获得关心与同情。自己能料理的日常生活也要依赖他人去做，希望得到家人、朋友、护理人员无微不至的照顾与关怀。

护士在工作中应有良好心理的边界感，区分患者的情绪与自己的关系，明白患者的不良情绪和语言不是针对护士，而是因为遭遇疾病所导致的应激反应，护士对患者的反应持理解包容态度，护士应保持良好正性的情绪安抚患者，用良好的专业技能尽快解除患者痛苦，增加患者的安全感。

二、患者常见心理问题

案例

患者秦某，68 岁，患冠心病 8 年，通过治疗后病情一直较稳定。但患者家属屡次到医院就医咨询，诉该患者自从患病后就顾虑重重，经常感到莫名的紧张，担心自己随时发病，晚上不敢睡觉怕自己在睡梦中猝死，所以经常失眠。和家人出门车程不能超过半小时，怕路上发病找不到医院来不及抢救。一次在全家人劝说下一起出门远游，可车刚开到高速路口患者就开始感觉气急心慌，因担心发病，为安全起见家人只得返回，可回家后又安然无恙。患者自己和家人都深受困扰，想请医护人员帮助找到解决的办法。

问：该患者出现了什么心理问题？护士在工作中如何干预患者发生的不良心理问题？

（一）焦虑心理

焦虑是预期要发生不良后果时的一种复杂情绪反应，其主要特征是恐惧和担心。患者因对患病后果的无法预知和不可控制，担心糟糕的结果发生，是最常见的心理反应。焦虑反应表现为交感神经系统的功能亢进，导致心理活动增强，以致烦躁、忐忑不安、心悸出汗、失眠，并伴有头痛等症状。医护人员要以同情的态度和足够的耐心进行有效的引导，给患者以哭泣和倾诉的机会，有助于疏泄积累的紧张和焦虑。患者焦虑有三种类型：

1. 期待性焦虑　即感到有重大事件将发生，但又无法确定时的不安反应。见于症状严重诊断未明或初次入院的患者。

2. 分离性焦虑　患者住院不得不与亲人和熟悉的环境分离时产生的心理反应，特别是依赖性较强的儿童和老人比较明显。

3. 阉割性焦虑　是一种自我完整性受到破坏和威胁时所产生的心理反应，特别是需要手术的患者最易产生。

一定程度的焦虑可调动机体的心理防御机制，有利于摆脱困境。但长期过度的焦虑会导致心理上的不平衡，妨碍疾病的治疗和康复。

（二）恐惧心理

恐惧是人面临某些被认为有危险或有威胁的刺激时具有的一种内心体验。对死亡的恐惧是人的本能，疾病侵袭威胁让很多患者会体验靠近死亡的感受，加上对疾病认识不清楚，对医院所有治疗手段、治疗场所很陌生，特别是危重患者不可避免产生恐惧感。表现为紧张不安、心悸、出汗、哭泣、颤抖等行为和血压升高、心悸、呼吸加快、尿急、尿频等自主神经功能紊乱症状。

医护人员应充分认识理解患者的恐惧，给予良好的陪伴和心理支持，减轻恐惧的程度。分析恐惧的原因，教会患者克服恐惧的方法。

（三）抑郁心理

抑郁是一种消极的情绪反映，常与患者的可能丧失和实际丧失有关，其显著的特征是情绪低落，活动减少，严重者可能有轻生行为。产生抑郁的原因主要有：重危患者或有严重丧失的患者，病情加重时会产生抑郁；易感素质者更易产生抑郁；有些疾病目前没有好的治疗方法，患者对治疗失去信心。

抑郁可使患者重新分配能量，具有保护意义。但在恢复期，对患者的康复是不利的。

（四）孤独感

又称社会的隔离，患者有无聊、陌生、度日如年之感，可伴有不安全感，不主动与医护人员说话，不愿与人接触，有问题不敢问，不愿与病友交谈，盼望着亲友早来探视，病未痊愈就想回家，长期住院患者的孤独感更重。

医护人员应关心理解患者孤单寂寞的心情，耐心安慰患者，尽量满足患者的心理需要，安排亲人探访或陪伴，组织病友间交谈，多与患者沟通。

（五）依赖心理

表现为患者对自己日常行为生活自理的自信心不足，事事依赖别人去做，行为被动顺从；情感脆弱；一向独立、意志坚强的人也变得犹豫不决；一向自负好胜的人变得畏缩不前。患者严重被动依赖心理对疾病是不利的，姑息迁就患者的依赖心理难以培养患者与疾病作斗争的坚强信念。医护人员应尽量发挥患者在治疗过程中的积极主动性，对严重依赖者应采用必要的心理治疗方法。

（六）愤怒

愤怒是由于愿望、目的不能达到并一再受阻而积累起来的负性情绪体验。愤怒具有积累的特征，从开始不满、继而生气、发展到愠怒、严重时大怒、甚至暴怒的程度。患者因为不良的医疗环境，疾病的影响，家庭关系不良，经济负担过重，医患间的冲突，求医过程受挫等各种原因容易引发愤怒情绪。

护士在工作过程中要主动观察和了解患者的情绪状态，当患者有不满情绪时要及时处理，避免情绪积累至更严重状态而引发过激行为甚至攻击行为。

（七）否认心理

否认是个体有意无意否定某一件事情，企图降低对健康受损的恐惧和焦虑。否认是一种常见的心理防御机制，是应对危害情景的一种自我保护方式，适当的否认可暂时缓解患病后的心理压力，避免过度的担心和恐惧。但是不顾事实的否认，也会对疾病起到贻误和消极的作用.

（八）失助感

当一个人认为自己对所处环境没有控制力并无力改变时，就会产生失助感。这是一种无能为力、无所适从、听之任之、被动挨打的情绪反应。这种失助感还可以泛化而导致失望和抑郁等临床表现。患者呈现出淡漠、缄默不语、自卑自怜、怨恨、或回首往事留恋人生，或在默默告别人世。

三、患者的心理需要

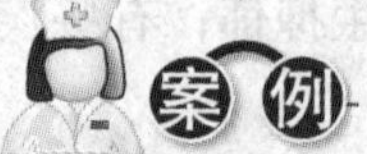

蒋小姐，25岁，因急腹症在男友的陪同下住院治疗，医生诊断肠梗阻施行手术治疗，手术过程顺利，术后护士将患者推回病房监护。患者麻醉尚未清醒时林护士熟练的给患者进行各种术后护理，在护理导尿管时，林护士直接将患者被子打开，暴露患者的会阴部整理导尿管观察尿量，令在一旁照顾蒋小姐的男友和父亲感觉惊愕和尴尬不已，事后向医院投诉林护士的行为。

问：林护士为何会引起家属的不满？在工作中如何满足家属和患者的心理需要呢？

患者的心理需要是各种各样的，不同患者的心理需要是不完全相同的。同一患者在疾病的不同阶段，其心理需要也不尽相同。但是，患者也有其共同的心理需要。

1. 需要尊重 根据马斯洛基本需要理论，尊重是人的高层次精神需要，被尊重需要的满足可以让人获得良好的自我感受和价值感。患病后很多患者往往自我评价较低，对别人如何看待自己极为敏感，自尊心易受伤害，希望得到他人尤其是医护人员的关心和尊重，从而获得较好的治疗和破格对待，尊重的需要若不能满足会使人产生自卑、无助感，或者变为不满和愤怒。

2. 需要接纳和关心 对于住院患者来说，在刚入院进入病区时，是进入了一个陌生的环境，由于环境的变化，会使患者产生很强烈的孤独感、陌生感和不适应等感觉，且这些感觉都是引发患者产生负性情绪的因素，此时，患者最强烈的需要是渴望被接纳、归属和爱的需要的满足。

3. 需要信息 患者来到医院进入到一个陌生的环境，加之对自己所患疾病的不了解和对医院环境的陌生感等，此时患者就会产生强烈渴望了解各种相关信息的需要，并由此而产生各种症状和行为。

4. 需要安全感 安全感是患者最普遍、最重要的心理需要，因为患者受到疾病的威胁易产生不安全感，安全心理是人的一种自我保护反应，患者来到医院后，对自身健康有危机感，并由此产生了迫切渴望获得安全需要的满足，同时安全需要的满足也是患者求医的重要目的之一。

5. 择优的心理需要 患者在进到医院后都希望能得到态度好、最有经验、医术最好、最权威的医生和护士的治疗和护理。为此，患者依据自身的条件用各种行为和方式向医护人员传递相关信息。

6. 需要消遣和乐趣 患者入院后活动范围变小，有的病房空间更为狭窄，对于住院时间较长的患者长期单调的环境刺激，会让患者产生视觉疲倦甚至厌倦情绪，时间久了就会感到无聊甚至度日如年。护士应在患者病情允许的条件下安排文娱活动，调节患者的情绪，满足患者娱乐需求。

满足患者各类心理需要是心理护理工作重要的组成部分，护士在工作中要深入了解不同患者的心理需要，采用恰当的方式给予满足，提高患者的心理舒适度，促进患者尽快康复。

第二节 不同年龄患者的心理护理

案例

小赵是一名儿科实习护士，在工作中她对每一个孩子都热情友善，经常拥抱病痛的孩子，有空就给孩子们讲故事，和孩子们做游戏，孩子们配合她治疗的积极性很高，吵闹的现象也减少了。小赵实习轮换到其他科室后，很多孩子吵着要找小赵姐姐。

问：小赵为何这么受孩子欢迎？患儿有哪些心理特点？护士应如何针对不同年龄段的患儿进行心理护理？

一、儿童患者的心理护理

儿科患者年龄跨度比较大，一般指从出生至 12 岁。包括乳儿期、婴儿期、幼儿期、和童年期。患病对儿童的身心发展是一种威胁，轻者只产生心理反应，重者阻碍儿童正常的心理发展，出现心理问题。

很多研究证明，大多数儿童在就医过程中有明显的心理反应，而且根据年龄、病情、人格的不同，其心理反应的程度和形式又有不同。一般而言，6 个月至 4 岁的儿童心理反应最为强烈，1 岁半达到最高峰，以后逐渐减弱。4 岁以上的患儿开始对患病有所了解，并意识到住院治疗不会与父母分离太久，心理反应比年幼儿童弱。学龄儿童可以主诉病史，在病房常可以主动交朋友，对治疗和护理可以较配合。住院的患儿通常比门诊患儿反应更为强烈，因此充分认识不同患儿的心理特征，采取相应的护理措施，可减轻患儿因病带来的心理反应。其心理特征主要表现有以下几方面：

（一）儿科患者的心理特征

1. 分离性焦虑 儿童从出生就和母亲建立了密切的依恋关系，这种依恋关系会让他们保持对周围环境的安全感和信任感。一旦与母亲分离，大都会产生分离性焦虑，表现为恐惧不安，经常哭闹、拒食、拒绝服药。如果母亲与患儿在一起，这些反应可以消失。

2. 恐惧不安 陌生的环境以及各种引起疼痛的诊断、治疗措施，会使患儿产生惶恐不安、恐惧等心理反应。主要表现哭闹不休、不合作、逃跑、违拗等。特别是经历过强迫性诊疗措施，如打针、输液、清创、各种有创检查，医务人员未抚慰好患儿的情绪，会增强患儿的心理反应。

3. 反抗 很多患儿生病后，父母会过分地迁就和关注，对诊疗也持有怀疑和不信任心理，对医护人员要求过高，家长的行为会对患儿产生消极影响，助长患儿对治疗护理的抗拒，表现拒绝治疗、逃跑、故意喊叫、摔东西、不听从医护人员的劝告等。

4. 抑郁自卑 对某些疾病久治不愈，长期受疾病折磨，会使患儿丧失治愈的信心。特别是年龄较大的患儿已经能意识到疾病的后果，如某些疾病甚至会引起外貌、体型的改变，这时患儿会产生严重的自卑心理。

（二）儿童患者的心理护理

对儿童患者的心理护理，包括对家长的心理指导和对儿童的心理护理两部分：

1. 对家长的心理指导 一般患儿都能听从家长的安排，因而要指导家长做好患儿入院前的心理准备，对已可以语言沟通的患儿，用患儿易懂的语言，与患儿沟通交谈，耐心解释住院将面临的情况，避免患儿心理过于紧张和焦虑。主要内容包括：

（1）住院的原因 家长告诉患儿为什么住院，如果不治疗会带来什么后果，如不能上学了，不能与小朋友一起玩耍等。

（2）了解住院注意事项 带患儿入院时，让患儿知道病房有关规则，要配合医护人员的治疗和安排，

（3）简单介绍医疗知识 告知患儿生病后在家里无法解除疾病的痛苦，只有专业的医生和护士才能帮助他减轻痛苦。医院先进的设备和医疗技术对他是有帮助的等。

（4）告诉患儿探视规则 郑重向患儿承诺，一定会在探视时间来陪伴和照顾他。

2. 对不同年龄段患儿的心理护理

（1）6个月左右的患儿 此阶段患儿对住院反应小，但很需要母亲的爱抚，护士此时替代母亲的角色，经常搂抱、抚摸、轻拍及与患儿逗笑，使他们有与母亲在一起一样的安全感。

（2）6个月至4岁的患儿 此阶段患儿住院反应最为明显，如有可能最好允许家长陪伴，这样容易使患儿增加对周围环境的安全感。护士要关心体贴患儿，可常与患儿做游戏、给患儿讲故事、玩玩具等，与患儿建立良好的信任关系，提高患儿对治疗护理的依从性。

（3）4~7岁患儿 此阶段患儿已有良好的语言沟通能力，能与同病房其他患儿建立良好的伙伴关系。护士要与患儿积极地沟通，了解每个患儿的个性，争取患儿的主动配合。利用患儿喜欢竞争和表扬的心理，在病房开展榜样学习竞赛活动，评选“勇敢之星”（如看谁配合治疗最积极、不哭闹等）之类的活动，组织患儿之间团体游戏，增强患儿的归属感和安全感。

（4）学龄期患儿　此阶段患儿心理活动更为复杂，他们开始关心自己疾病的后果，还会根据自己所知的疾病知识进行推测，担忧自己的未来。因住院会影响学校学习，与熟悉的环境和伙伴分离，长期住院的患儿还会产生抑郁和自卑心理。护士可给患儿提供学习的机会，根据病情适当安排学习和娱乐活动，特别是住院时间长的患儿，减少患儿对因治病会影响学习的担心。灵活掌握各种医院制度，在不影响病情条件下给患儿创造活动机会，在进行各种检查和治疗前给予耐心解释，照顾患儿的自尊心，多给予正性的鼓励和支持。

二、青年患者的心理护理

此阶段个体生理和心理都发生巨大的变化，是个体发育最重要的时期，也是求学、就业、成家的重要阶段。此阶段患者对自己的疾病和健康十分关心，对身体的变化十分敏感，了解此阶段患者的心理特征进行针对性的心理护理十分重要。

（一）青年患者的心理特征

1. 紧张不安　青年患者对身体变化和疾病带来的影响会无所适从，显得格外紧张、焦虑和不安，对疾病的治疗会很关心，经常阅读医学书籍，经常向医护人员打听，担心疾病带来严重后果，影响自己的学业、工作或恋爱、婚姻等问题。

2. 情绪波动大　当疾病好转时容易盲目乐观，不认真遵从医嘱和护理计划，当疾病波动、病程延长或可能留下后遗症时容易自暴自弃，不信任医护人员，走极端甚至放弃治疗。

3. 寂寞、孤独感　青年活泼好动，需要有多样的活动及社交范围，尤其需要新鲜和刺激感。生病住院会限定活动范围，一个人面对陌生且有些单调的住院生活，他们常会感到寂寞、无聊、孤独，难以适应住院生活。

4. 悲观失望　特别是对患慢性病、意外事故留有后遗症的患者，易产生悲观绝望心理，他们为前途、生活、工作、婚姻问题忧虑，会感前途渺茫而绝望，如果没有及时得到心理疏导，有些患者甚至会产生极端行为，如攻击、自杀等。

（二）青年患者的心理护理

1. 进行相应疾病的健康指导　很多青年患者会对疾病一知半解而产生紧张和恐惧，指导他们正确认识疾病，避免认知偏差引起不必要的心理烦恼。

2. 提供积极的心理支持　青年时期人生的发展任务重，护理人员应理解患者的各种情绪，耐心听取患者的倾诉，与患者很好的共情，为患者提供良好的情感支持。

3. 提供相关信息　护理人员应主动解答患者存在的疑问，为他们提供疾病治疗、护理、预后等信息，满足患者对疾病探索的需要，正确的信息能够减少患者对疾病的担忧和焦虑，增加患者对治疗护理的依从性，有利于疾病的康复。

4. 学习应对压力的方法　为患者提供应对压力的技巧和方法，指导患者学习缓解焦虑的放松技巧，提高患者应对压力的能力。

三、中年患者的心理护理

中年是人生的“多事之秋”，既面临生活的重担又面临工作的压力，心理感觉青春尚在，但又不得不面临身体逐渐走向衰老的现实，特别是患病带来的心理反应较其他阶段复杂。

（一）中年患者的心理特征

1. 心理冲突明显，压力大 中年人不论是在社会上还是家庭中都是中坚力量。作为家庭中的主要角色，患病后对疾病考虑特别多，治疗疾病所需的费用，因病影响工作和收入给家庭带来的影响，都会使他们顾虑重重。作为社会角色，患病影响事业发展使他们容易产生“要事业还是要健康”的心理冲突。如家庭负担过重的中年人既有根治疾病的决心，又有对“人财两空”后果的担心，往往会陷入惶恐不安之中。

2. 疑心重 对疾病变化过于担心。中年期生理功能从鼎盛逐渐走向衰退，特别是更年期阶段感觉变化明显。一旦患病，中年患者的心理变化加剧，深感衰老已经来临，担心得不治之症，对诊断、检查和治疗会疑心重重。

3. 悲观绝望 特别是病情严重的患者，疾病会给自己和家庭带来很多损失，对疾病康复产生悲观绝望，出现情绪低落、懒言、少动、不愿意与人沟通、甚至自杀等负性心理。

（二）中年患者的心理护理

1. 了解尊重患者 护士主动与患者沟通，介绍病情及治疗护理的进程，在护理服务过程中随时表示出对患者的尊重，满足患者的自我价值感不会因为患病而降低。

2. 解除患者的后顾之忧 与患者的家庭和工作单位保持联络，介绍患者的病情，病情许可的情况下可适当带工作任务到病房，并酌情创造工作条件。嘱家属常探视安慰患者，使其安心养病。

3. 充分调动患者的能动作用 中年人对现实和自我有成熟的理解，对躯体疾病的挫折的容忍力较坚强，让患者参与到自己的治疗护理活动中，成为护理计划的参与者和实施者。

4. 合理安排时间，劳逸结合 中年人各器官开始衰退，如不注意规律生活，适当营养，持之以恒的体育锻炼和保持愉快的情绪，易出现健康问题。所以要对患者进行良好生活方式的健康教育，促进患病期间的康复进程，并保证治愈后也保持健康的生活方式。

四、老年患者的心理护理

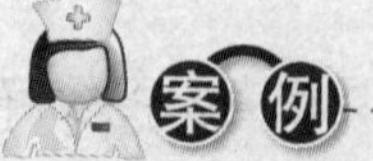

赵大爷是一名患冠心病多年的患者，一次病情加重后到医院住院治疗，经医生检查治疗病情趋于稳定。因其父子关系一直不佳，和儿子在出院与否和住院费用方面发

生分歧和冲突，儿子甩下一句狠毒的话"这么老了你活着还有什么意思"就摔门而出，医护人员对双方做了一些劝解但没有进一步跟进了解老人的心理变化，第二天早上老人趁人不备，在卫生间上吊自杀身亡。问：如果你是护士该如何处理患者家庭之间的冲突和矛盾？如何观察老年人的心理变化预防不良事件的发生？

老年期个体生理功能逐渐衰退，躯体的适应能力和抵抗力也日趋下降，各种疾病的发生率逐渐增加，恢复也慢。不同个性的老年人对疾病的认识以及患病后的心理状态各不相同，但大多数老年人能坦然地面对病痛，希望得到完善的医疗服务，重视生活的质量，渴望拥有健康的晚年。

（一）老年患者的心理特征

1. 否认心理 部分老年人因害怕自己年老体弱遭家人嫌弃而拒绝承认有病，拒绝就医。

2. 恐惧心理 对死亡的恐惧是人的本能，老年人的表现尤为明显，担心治愈希望不大，特别是病情加剧时更容易产生焦虑和恐惧，变得易激惹好发脾气。

3. 自尊心强 老年人一般自我意识较强，喜欢别人恭顺自己，不愿听从别人的安排，尤其不重视年轻医务人员的安排。做一些力不能及的事情，如独自上厕所、走路不要扶，这样可能引起意外事件的发生，比如骨折、脑卒中等。

4. 自卑抑郁 多数老年人患病后有孤独感和疏离感，尤其是失去配偶或无子女者更为明显。老年患者常自卑、自怜，认为自己活着是多余的没有价值感。如果子女关系不良，甚至有些老人赌气产生自杀行为。

（二）老年患者的心理护理

1. 尊重老年患者 老年人在家庭和社会中失落会比较明显，他们需要关注和重视，因此在护理中要尊称他们，在不违背原则的情况下，尽量满足他们的需要，对他们的建议无论正确与否首先要耐心倾听，对无法满足的要求要耐心解释。

2. 关心老年患者 老年患者感觉下降，反应变迟钝，如看不清、听不清、记不清、理解慢、动作慢，护士应对老年人有足够的耐心，在生活上和精神上都给予支持和照顾，满足老年人患病时的生理和心理需要。

3. 寻求社会支持 调动老年人的社会关系，在精神和物质上给予关怀。要鼓励亲友、同事派人看望，减少患病的恐惧感。但避免谈论刺激性话题，以免过于激动发生意外。

4. 探讨死亡话题 通常我们的文化会回避死亡话题，其实死亡是每一个人最终的归属，也是生活的一部分，只有对死亡做好思想准备，不回避、不幻想，才能克服对死亡的恐惧，从容不迫地生活。根据老年人的个性特点尝试用恰当的方式探讨死亡问题，能让老年人在面对死亡时变得更加坦然，更加珍惜现有的生命时光，提高生活的质量。

第三节 常见躯体疾病患者的心理护理

一、疼痛患者的心理护理

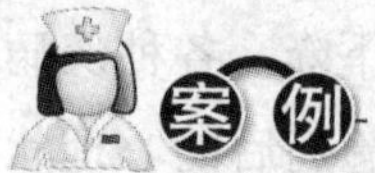

李女士因感全身疼痛不适多次住院治疗，在医院做多项检查都未查出躯体器质性病变证据，但她仍然经常主诉疼痛体验，医生诊断该患者是“躯体化形式障碍”。主治医生吩咐夜班护士，患者主诉疼痛入睡困难时，给予维生素口服，但要告知患者是特效止痛安眠药，患者在服用“特效药”后效果良好，并很快入睡。

问：该患者的疼痛受什么因素的影响？为什么维生素能对患者起到止痛作用？医生为患者施行的是哪种治疗措施？

（一）疼痛患者的心理特点

疼痛是身体遭受伤害和患病时产生的保护性反应，也是一种复杂的生理和心理现象。疼痛不仅引起生理反应，还经常伴发情绪改变和防卫反应，如患者出现焦虑、恐惧、烦躁、抑郁、易激惹等。不同性质的疼痛伴发的情绪反应也不同，急性疼痛情绪反应以恐惧、焦虑、紧张为主要表现；慢性疼痛情绪反应主要以抑郁为主。

（二）影响疼痛的心理因素

很多研究表明，疼痛刺激在人体的反应强弱，明显地受着心理因素影响，与心理环境密切相关，积极调整心理状态能够减轻疼痛感觉。常见的因素有：

1. 情绪状态 疼痛与人的情绪关系密切，临床研究证实，紧张、焦虑、抑郁、恐惧等情绪是疼痛的强化剂。如焦虑情绪导致肌肉紧张，供血不足，代谢产物不能排除，刺激末梢神经引起紧张性头痛。当情绪稳定时，则疼痛的感觉就会相应减轻。

2. 注意力 患者如果把注意力集中在疼痛部位，疼痛会加剧，反之转移注意力，疼痛会减轻。

3. 个性特征 个体的气质、性格能够影响对疼痛的态度，进而影响疼痛的耐受性，外向稳定，意志坚定，性格倔强的人痛觉的阈值高，对疼痛的忍受性也强。

4. 早期经验 幼年对疼痛的经验能够影响人对疼痛的感受，如童年父母对小孩过度关注和保护，对孩子损伤惊慌失措，会强化孩子的疼痛感，成人后对疼痛敏感性比一般人高，耐受性较一般人差。

5. 个体对处境的评价 个体对疼痛理解不同，痛感也会有差异，如在战场上受伤和生活中他人伤害导致的痛感会有差异，前者因为荣誉感和奉献精神对痛感减弱，后者因遭受伤害痛感会增强。

（三）疼痛患者的心理护理措施

心理因素既可致痛或加重疼痛，也可消除或减轻疼痛，恰当运用心理方法巧治疼痛，会收到令人满意的效果。

1. 疏导、支持及暗示的心理作用 首先与患者建立良好的互相信赖、密切合作的医患甚至伙伴关系，耐心地倾听患者倾诉，从心理上给患者以支持、关怀和同情。在坦诚理解气氛下，让患者无拘无束地把郁积的不良情绪和紧张加以疏泄，通过启发、劝导、鼓励、保证等支持和维护患者的自我价值，使其接受建议并积极地面对现实，在心理上得到极大的支持，消除患者的紧张、恐惧、悲观情绪及对疼痛的不正确理解。暗示是客观存在的一种心理现象，一些巫师有时能解除患者疼痛，就是暗示作用。

2. 解除焦虑 临床上几乎所有的疼痛发生都与情绪有着不可分割的内在联系，事实证明患者焦虑越大，伴随而来的痛苦就越大，病情恢复就越慢。因此，应把调节稳定患者的情绪放在疼痛心理护理的首位。护士的一言一行、一举一动都会给患者心理变化带来一定影响，应主动听取患者倾诉，多与患者聊天，使用一些治疗性触摸或其他办法解除患者心身紧张，给患者以安慰、鼓励和同情，解除患者心理压力，减少过度恐惧和焦虑，激发患者战胜疼痛的信心和勇气。但同情不要怜悯，否则会加重患者的疼痛和不安。

3. 注意力及意识的转移 实践证明，注意力及意识对疼痛有重要影响。若患者对其疼痛注意力和意识降低，则疼痛的感觉也降低。因此，注意力和意识的转移可减轻疼痛。如轻松愉快的谈话可有目的地把患者的注意力转移和分散，会奇迹般地产生减轻疼痛、兴奋精神的良好效果。对儿童可用爱抚、微笑、讲有趣故事或观看少儿电视节目、表扬鼓励等转移其注意力，但应避免无聊的谈话和过度喧闹，否则会增加患者的紧张和不安。

二、急危重症患者的心理护理

案例

张某，因头面部、上肢及躯干大面积烧伤病情严重入院治疗，患者意识清晰，明白烧伤给自己未来带来严重后果，情绪极其焦虑和恐惧，负责治疗的王护士每天用温和的语言问候鼓励患者，因患者视力受损，王护士还总是耐心给患者介绍皮肤恢复情况，患者尽管看不见，但听了护士的鼓励和安慰让他在绝望中燃起战胜疾病的信心。该患者康复后，发自内心地一定要感谢每天给他鼓励的王护士，深感在他最痛苦最绝望的时候护士的安慰和鼓励带给他无限的温暖和力量。

问：为什么病人对王护士如此感激？王护士哪些方式值得我们学习？

随着医学领域的不断发展，护理科学也在快速发展，人们越来越认识到对急危重症患者也同样需要进行心理护理。因为急危重症患者不是面临生命威胁就是遭受躯体伤残，心理处于高度应激状态。此时，如果进行良好的心理护理，就会缓和其紧张情绪，有助于转危为安。

（一）急危重症的心理特点

急危重症患者的心理活动是复杂的，多种多样的，最突出的情绪反应是恐惧。瞬间袭来的天灾、人祸或恶性事故等超常的紧张刺激，可以摧毁一个人的自我应对机制，出现心理异常，易于产生濒死感。恐怖、悲哀、失助、绝望等消极情绪往往可以加速患者的死亡。病情不同、年龄不同、社会文化背景不同、经济条件不同等也对患者的心理活动有影响。因此，护士要善于具体分析每个急危重症患者的心理状态，以便有针对性地做好心理护理。

（二）急危重症患者的心理护理措施

1. 增强患者的安全感 由于急危重症患者的主导心理活动是恐惧，因此，心理护理的中心任务就是增加患者的安全感，建立恢复健康的信心。消除思想顾虑与紧张状态，针对每个患者的具体情况做好心理疏导工作，减轻他们心理上的压力。对急危重症患者，无论预后如何，原则上都应给予肯定性的保证、支持和鼓励，尽量避免消极的暗示，尤其是来自家属、病友方面的消极暗示，使患者能够身心放松，感到安全。

2. 稳定患者情绪 急危重症患者由于起病急、病情重、病势凶险，对疾病缺乏认识，心理适应能力不足，表现为紧张、焦虑、恐惧、悲观失望等。护理人员在迅速、及时、有效配合抢救的同时，应首先稳定患者的情绪，增强其战胜疾病的信心，才能使其主动积极配合救治，提高抢救成功率。

3. 沉着冷静地实施救治措施 急危重症患者在情绪高度紧张的情况下，单纯的语言安慰犹如杯水车薪，难以达到心理护理的目的。所以心理护理首先表现在医疗、护理人员治愈疾病的信心十足，有条不紊，忙而不乱，执行医嘱轻、快、稳、准，这样会在很大程度上消除患者的紧张情绪，增强其安全感。在尽力终止患者不断加剧的紧张情绪和疾病痛苦的基础上，再配以适当的语言安慰，能够取得较好的效果。

4. 做好患者家属和亲友的思想工作 患者家属和亲友由于对疾病的恐惧和缺乏了解，对亲人病情的担忧，往往会表现得惊慌失措，甚至易怒、冲动，会给患者情绪带来很坏的影响，使之过分担忧自己的病情，加重心理负担，从而加重病情。在合适的情况下，应向他们做好必要的病情介绍，讲明配合治疗的重要性，稳定家属情绪，使他们主动配合治疗并影响、感染患者的情绪，使救治顺利进行，这也是心理护理成功的重要环节。

5. 体现良好的职业素质 医护人员的救治水平，对急危重症患者的心理影响很大。每一位患者都希望到一个医疗水平高的医院，找一个医术高的医生救治，对护士的要求也是一样。这就要求护理人员要有良好的职业素质，言谈举止得体、大方，仪表整洁、端庄，首先在心理上给患者一个良好的印象，再加上扎实的基本功，执行医嘱的准确无误，技术操作的熟练利落，更会让患者看到自己康复的希望，有一种安全感并很快进入被救治的最佳心理状态，提高抢救成功率。

6. 创造良好的治疗环境 患者脱离危险后，面临着较长时间的恢复阶段，为患者提高良好的物理环境和心理环境，可维持患者良好的心境，缩短治疗过程，促进患者早日康复。因此保持病室安静、清洁、整齐，减少噪音等不良因素的刺激；护理人员服务热情、周到，态度诚恳，能满足患者归属感、安全感和被尊重的心理需要，促进患者身心恢复的进程。

三、传染病患者的心理护理

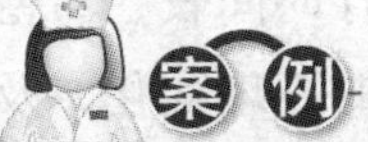

小云是一名大二学生，因患肺结核休学治疗一年，病情控制后复学继续完成自己的学业。但自从患病隔离治疗之后，小云就变得敏感多疑，总觉得周围人都害怕和自己说话，看自己的眼光都变得与往常不一样了，逐渐变得孤僻离群，郁郁寡欢，感觉自己没有价值，生活也缺乏意义。

问：小云出现了什么心理问题？作为护士你打算如何帮助她？

患者被确诊为患传染性疾病后，不仅自己要承受疾病折磨之苦，更痛苦的是自己成了对周围人造成威胁的传染源。为了避免疾病的传染和蔓延，患传染性疾病的人都要实行隔离治疗。人是社会的人，都有爱与归属的需要，都有社会交往的需要。隔离就是对这些需要的限制与剥夺，这在患者的心理上必然会引起剧烈的变化。

（一）传染病患者的心理特点

1. 恐惧、焦虑心理 传染病患者的恐惧、焦虑情绪普遍存在。为了防止传染病菌的传播，要对传染病患者进行适当隔离。有些患者不理解隔离的目的和意义，觉得医护人员害怕他们、嫌弃他们，亲朋好友也疏远他们，患者感到处于一种孤立无援的境地，加重了恐惧心理，从而影响治疗和康复。

2. 孤独、抑郁心理 传染病患者需要适当休息，如果病情严重时，还要长期休息，暂时不能上班，同家人亲友隔离时间长，于是患者会产生失落感。他们害怕受到歧视，所以心事重重，敏感多疑，经常揣摩别人尤其是医生、护士谈话的含义。他们格外关注自己身体的生理变化，十分重视各项化验检查。应当注射什么针剂，应当服用什么药物，他们都想知道。情绪低落或焦虑紧张，希望亲友陪伴，盼望早日痊愈，能尽快回到正常的环境中去参加社会活动。

3. 悲观、绝望心理 患者因为患病，暂时丧失了劳动能力，经济收入和治病费用不能得到保证，给患者造成了沉重的心理压力及经济负担，所以患者的情绪往往变得异常悲观绝望，表现为言寡行独，抑郁苦闷，常常被失望无援及孤立凄凉的情感困扰，对事业和生活失去信心，精神上感到非常痛苦。

（二）传染病患者的心理护理措施

1. 尊重理解患者 充分理解患者的心情，传递对患者尊重的信息。在工作过程中不能流露怕被传染的言语或表情。对患者持接纳关心的态度，可减少患者愤怒和不平。

2. 帮助患者正确认识疾病 主动向患者和家属讲解传染病的性质、传播途径和预防措施。让患者科学认识传染病的危害和隔离的意义，使患者自觉遵守隔离制度。

3. 创造良好的环境 患者在隔离环境中容易产生孤独和自卑感，护士尽可能给患者营造良好的休养、治疗环境，使患者隔离期间生活尽可能方便，提供一定娱乐措施，有条件满足家属探视要求，以减轻患者的孤独感。

4. 树立战胜疾病的信心 某些传染病根治困难、病程长、维持治疗时间长、易留后遗症，容易对治疗失去信心，治疗依从性差。护理人员应关注患者的心理变化，及时沟通和交流，鼓励调动患者积极因素，增强战胜疾病的信心。

四、慢性病患者的心理护理

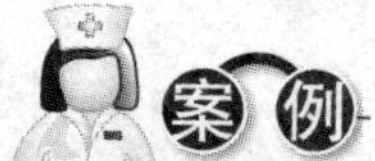

王大爷是一名慢性病患者，每天要固定服用两种药物控制病情，主治医生李教授建议他拿处方直接在便民门诊购药，一年复查3次就行了。可他每隔半个月都会不辞辛苦去挂李教授的号，排队等候找李教授开药，每次基本花半天时间，同时还要花比在药店更多的钱买药。大家很不解，本来很简单的事情王大爷为什么要这么费时费力还费钱？王大爷说找李教授亲自开药是因为李教授态度好，而且在开药时还能与他沟通，李教授很关心他病情的进展，这让他感觉心里很舒服，见一次医生就感觉自己的病好了一大半。

问：作为护士你如何理解王大爷的行为？李教授满足了患者的哪些需要？为什么满足患者需要如此重要？

慢性病是指患者的病程超过3个月，又无特效治疗、病程迁延不愈的疾病。随着医学科学的发展，许多急危重症患者经抢救成功而转化为慢性状态。慢性病因迁延不愈，长期遭受病痛的折磨和对疾病的担忧会让患者产生一系列心理问题，做好慢性疾病患者的心理干预有着积极的意义。

（一）慢性病患者的心理特点

1. 沮丧 慢性病患者因需要长期治疗且经久不愈而导致沮丧、不安等负性情绪。长期患病会让患者担心遭亲友的嫌弃，觉得自己成了废物而自卑，精神不振；有的患者多次反复住院，而难以坚持工作，经济状况也会受到相应的影响。

2. 揣测 因为慢性病反复发作进行治疗，导致患者疑虑较多，常年在猜测中度日，情绪起伏不定。病情好转情绪高涨，出现反复或新的症状，会无端猜测自己患了不治之症。同时患者在人际关系方面也会变得敏感，担心自己患病成为家人的负担，经常猜疑家人对自己的态度，会把自己的不良想法投射在周围人身上，久而久之会导致人际关系不良，甚至发展成心理疾病。

3. 焦虑 由于慢性病治疗时间长，经济条件不好或事业受挫的患者极易产生急躁情绪，继而出现失眠、烦躁、易怒，自觉度日如年，伴随而来的是患者整日忧心忡忡，为今后的工作、家庭、经济等问题担忧。

4. 依赖 部分慢性病患者会产生角色强化，长期习惯患者角色，情感脆弱，依赖性强，希望被人照顾，造成行为退化，削弱自我照顾的能力。

（二）慢性病患者的心理护理

1. 改善患者的认知 对于慢性病患者的沮丧、失望的心情，护士要给予关注和支持，耐心解释和诱导，介绍慢性病的特点，说明连续治疗的重要性，让患者认识到心理上重视、情绪保持乐观对疾病恢复的意义，改变不良心境。同时做好家属及同事的工作，从心理上多支持，但对患者实际照顾要有度，尽可能让患者自我照护，以免强化角色行为。

2. 指导患者调节情绪 慢性病患者长期遭受疾病的折磨，难免产生负性情绪，长期负性情绪会破坏心理体验，甚至引起生理反应，引起自主神经系统功能紊乱，降低免疫力。因此护士与患者讨论良好情绪的意义，教会患者调节情绪的方法很重要。

3. 创设良好的康复环境 患者的康复环境包括物理环境和人际环境，良好物理环境可增加患者的身体舒适度，人际环境主要是患者周围的人际关系，护士要尽可能与患者家属或同事沟通，教会他们与患者正确的相处方式，避免因为人际摩擦而增加患者的心理负担，影响病情的康复。

4. 促进康复动机 对有依赖个性和患者角色强化的患者，要逐渐消除患者心理行为上的习惯化倾向。鼓励患者自己成为疾病恢复的主导者，请有成功康复经验的患者介绍经验，促进患者主动康复的动机，摆脱对他人的依赖心理。

五、临终患者的心理护理

案例

患者，秦某，20岁，是一名白血病晚期患者，自诊断出白血病以来，患者情绪很糟糕，经常一个人闷在病房沉默不言，拒绝与医护人员交流，对父母态度恶劣，经常因小事大发雷霆，乱扔东西，不配合治疗，说“不如早点死算了”。没有经验的护士面对该患者的治疗护理一筹莫展，不知如何劝慰和沟通。

问：作为护士如何理解该患者的行为？对该类患者采用哪类心理护理措施才有效？

（一）临终患者的心理特点

大部分患者疾病经过诊治可以治愈，但不论医学发展到什么程度，总有一部分患者会因医治无效而面临死亡。不管死亡是突然发生还是久病造成的，一般说护理危重患者和安慰其家属，是护理上最难处理的情况。临终患者的心理状态极其复杂，库柏勒－罗丝（E. Kubler－Ross）将大多数面临死亡的患者心理活动变化分为五个阶段：

1. 否认期 不承认自己病情的严重，对可能发生的严重后果缺乏思想准备。总希望有治疗的奇迹出现以挽救死亡。有的患者不但否认自己病情恶化的事实，而且还谈论病愈后的设想和打算。也有的患者怕别人悲痛，故意保持欢快和不在乎的神态，以掩饰内心的极度痛苦。

2. 愤怒期 度过了否认期，患者知道生命岌岌可危了，但又禁不住地想：这种致死的病为什么落在自己身上！怨自己命不好。表现得悲愤、烦躁、拒绝治疗，甚至敌视周围的人，或是拿家属和医务人员出气，借以发泄自己对疾病的反抗情绪，这是患者失助自怜心理的表露。

3. 妥协期 患者由愤怒期转入妥协期，心理状态显得平静、安详、友善、沉默不语。这时能顺从地接受治疗，要求生理上有舒适、周到的护理，希望能延缓死亡的时间。

4. 抑郁期 患者已知道自己生命垂危，表现出了极度伤感，并急于安排后事，留下自己的遗言。大多数患者在这个时候不愿多说话，但又不愿孤独，希望多见些亲戚朋友，愿得到更多人的同情和关心。

5. 接受期 这是垂危患者的最后阶段。患者心里十分平静，对死亡已充分准备。很多患者可以理性的安排自己的后事，立下遗嘱，平静的接受死亡。

（二）临终患者的心理护理

1. 否认期的心理护理 否认是个体在遭遇不幸事件时本能的心理防御反应，护士在此过程不用揭穿患者的防御，让患者有足够时间来缓冲和接纳现实。告诉家属此阶段尽量满足患者的各种需要，这既是对患者的尊重，也是让患者在心理上得到一定程度的保护。护士在护理过程中对患者表达足够的尊重和关怀，让患者感受人性的温暖。对于这样的患者，护士应当劝说家属不可当着患者面表现出难过，彼此心照不宣，可使患者得到心理上的满足。

2. 愤怒期的心理护理 患者的愤怒与面临的死亡威胁有关，护士要谅解宽容患者，不在意患者的攻击行为，更不得反击。要充分理解患者的愤怒是因为恐惧和绝望导致的，对患者要真诚相待，说服家属不要计较和难过，并与医护合作，帮助患者度过愤怒期。

3. 妥协期的心理护理 处于妥协期的患者会用合作友好的态度试图推迟死亡的期限，此时护士应尽量地安慰患者，为其解除疼痛，缓解症状，使患者身心舒适，创造条件让患者安适地度过生命最后的时光。

4. 抑郁期的心理护理 护士要同情患者，尽量满足患者的需求，允许亲人陪护和亲友探望，让患者同亲人在一起度过珍贵的时光，嘱咐亲人要控制情感，不要再增加患者的悲痛。尽量帮助患者完成他们未尽的事宜，顺利度过抑郁期，防止自伤、自杀行为的发生。

5. 接受期的心理护理 接受阶段患者已能理性的思考即将到来的死亡，对自己身后事情能理性安排。此时护士要尊重患者的选择，患者的信仰，让家属继续陪伴患者，不要勉强与患者交谈，不要过多的打扰患者，给予最大的心理支持。保证患者临终前的生活质量，让患者在心境平和、安详、肃穆和肉体无痛中有尊严地度过人生的最后时光，使患者 、家属感到安慰，这是护士的崇高职责，是情操高尚的表现。

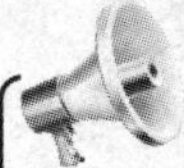

知识链接

临终关怀并非是一种治愈疗法，而是一种专注于在患者将要逝世前的几个星期甚至几个月的时间内，减轻其疾病的症状、延缓疾病发展的医疗护理。临终关怀是近代医学领域中新兴的一门边缘性交叉学科，是社会的需求和人类文明发展的标志。

现代较健全的临终关怀组织始建于1967年7月英国伦敦的“圣克里斯多弗临终关怀机构”，其创始者是桑德斯博士。她从前是一位护士和社会工作者，经常接触危重患者，十分同情患者的痛苦，以后经过7年的医学学习，于1958年在圣约瑟临终关怀院开始她的工作。她在1967年创办了“圣克里斯多弗临终关怀院”，成为所有临终关怀组织参考的对象，它的影响是全面性和全世界的。它是一个慈善机构，靠各种捐赠办起，其工作受到了全国健康服务组织协会的赞助和支持。

由于“圣克里斯多弗临终关怀院”在研究、训练及奉献上的成功，极大地推动了世界各国临终关怀服务的发展，如英国现在已发展到273所临终关怀机构，美国已有2000余所，全世界已建成或正在筹建的Hospice或类似组织的国家和地区已达40多个，如加拿大、南非、瑞典、印度、挪威、以色列、瑞士等，中国香港和中国台湾也建立起了此类机构并提供服务。目前，临终关怀工作已发展成为国际性活动，世界各国每年都在英国开会，交流经验，相互学习。

六、残障患者的心理护理

案例

患者小玲，17岁，因地震中右腿严重挤压伤不得不从膝盖以下将腿截掉，术后不久残肢端感染不愈，最终从髋关节将右腿全截才保住性命。小玲受伤前是一名品学皆优的高二学生，学习成绩优异，而且担任学校学生会主席，前途一片光明。受伤后她的生活发生了天翻地覆的改变，面对残酷的现实她痛苦万分，无法接受残疾的事实，也无法想像自己的未来，还多次产生轻生的念头，对一切都感到绝望，再也找不回原来的自己。

残障是指个体遭受到身体功能或精神的损伤，极大限制患者一项或多项主要的生命活动；或曾有这种损伤的历史和记录的个体；或被他人认为有这种损伤的个体都是残障人。任何残障都会给个体的生活、工作、学习造成一定的困难和不便，不仅影响个人的命运，也会影响其家庭；同时还有可能面临社会和他人的歧视，使个人价值感丧失，引发一系列心理问题。

（一）残障患者的心理特点

1. 心理危机 在突然致残的打击下，会导致伤残者处于急性应激状态，轻者惊慌失措、恐惧、焦虑、愤怒和睡眠障碍；严重可引起急性应激反应，患者呈现意识模糊、非现实感、隔离、否认状态。

2. 自卑、抑郁 患者由于病痛的折磨、致畸、毁容等问题，易产生自卑、悲观失望、情绪低落，甚至有的患者严重时产生自杀企图。

3. 人格改变 因为疾病本身严重程度影响，残疾后过去积极乐观的人难以快乐起来，过去宽容大度的人会变得敏感多疑，怀疑他人的好意，性格内倾的患者可能更易悲观和绝望。

4. 依赖、退化 躯体残障影响人的社会功能，导致自理能力下降，使其对他人处于依赖状态。患者过多要求周围人关注，要求别人替自己做其本可胜任的事情。

（二）残障患者的心理护理

1. 认知重建 残疾后很多患者会产生无价值感，认为自己成了别人的累赘，怀疑家人会嫌弃自己，认为周围人都会用异样的眼光看自己，觉得将来前途一片黑暗等，并把自己的想法投射在周围人身上，久而久之会影响人际关系，患者会进一步强化自己的认识，从而形成恶性循环。护士要帮助患者重建合理认知，让患者完成认知作业，第一步让患者把自己的想法写出来，第二步让患者去证实自己的想法是否正确，第三步对照两者的结果。事实上在核实自己的认知与事实中，患者多半的认知会被推翻，从而让患者领悟，错误的认知会给自己带来更多的烦恼，改变认知才是振作自己精神的有效出路。

2. 心理危机的干预 患者在遭受严重躯体创伤的同时也会伴发心理创伤体验，早期进行积极的心理干预，对于预防后期的心理问题有积极作用。具体措施可启用紧急事件应激晤谈（CISD）程序帮助患者，使其痛苦在第一时间就能得到彻底的释放和宣泄。

3. 实施心理疏导 残障患者最明显的心理改变是情绪障碍，因此要做好患者的情绪疏导。首先，向患者解释伤残的性质及预后，尽管残疾了也要看到事物阳光的一面，比如“尽管残疾了，但自己还活着，还保留部分功能，可以陪伴自己的孩子长大成人；其次，护士要成为患者可信赖的倾听者，鼓励患者表达负性情绪，告知家属对患者负性情绪要持理解和宽容的态度；再次，为患者提供解决困难的办法和途径。

4. 利用社会支持 护士可与患者的家庭、工作单位及社会慈善团体进行积极沟通，尽可能帮助患者建立完善的社会支持系统，让他们能顺利渡过难关。

七、手术治疗患者的心理护理

手术治疗一般会给患者的机体带来一定的创伤，接受手术的患者一般会处于应激状态，做好围手术期心理护理可让患者心理处于最佳状态，并主动与麻醉和手术医师配合，患者良好的心理状态可提高患者对麻醉和手术的耐受性，减少术中并发症，提高手术成功率。

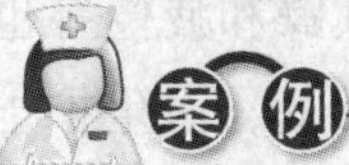

A 市某三甲医院有一例较为特殊的病人投诉事件：病人王海因急性腹痛到医院就诊，医生诊断是急性阑尾炎需手术治疗，王海疼痛难忍地被推至手术室，在等待手术期间他听见做消毒准备的医生在愉快地唱歌，其他医护人员也有说有笑，患者感到很不舒服，觉得医护人员不重视自己的手术，因想及时解除痛苦，当时不便发作。术后患者向医院投诉，认为自己没有得到安全的医疗服务。

问：手术室医护人员行为恰当吗？患者投诉是否有理？为什么患者心里不舒服？

（一）患者术前心理特征和心理护理

1. 术前心理特征 手术前患者的心理反应主要是恐惧、焦虑和担忧，即使麻醉简单，手术很小，患者也会有恐惧的反应，这种反应通常不可能用药物来完全消除。

2. 术前心理护理

（1）术前介绍 为患者介绍参与手术的医护人员，肯定参与手术医生的权威性和护士的专业性，打消患者的顾虑，减少不良的心理反应，保护患者机体功能。

（2）提供信息 向患者解释手术治疗的意义，说明手术的安全性，通过手术可解除病患，不会影响生理功能，术后能正常生活、工作，稳定患者情绪，使患者对手术充满信心。

（3）减少环境对患者的影响 手术室应安静整洁，各种手术器械应遮蔽，避免增加患者的恐惧感。在患者等待手术过程中有护士陪伴。

（二）患者术后的心理护理

患者经过手术，尤其承受大手术之后的患者，一旦从麻醉中醒来，意识到自己已经活过来，颇感侥幸，这时他们渴望知道自己疾病的真实情况和手术效果。由于躯体组织受到程度不同的损伤，都会体验到刀口疼痛，加之躯体不能自主活动，又怕刀口流血或裂开，多产生焦躁不安的心情。开始，他们感到当前的痛苦难熬，过 2 ~ 3 天疼痛缓解之后，就又担心预后了。因此，对术后患者的心理护理应抓好以下几个环节：

1. 及时告知手术效果 当患者回到监护室或是从麻醉中刚刚醒过来，护士应以亲切和蔼的语言进行安慰鼓励。告诉他手术进行得很顺利，目的已达到，只要忍受几天刀口疼痛的痛苦就能恢复健康了。这时，有的患者可能产生新的疑虑，不仅怕疼痛，更怕伤口裂开，发生意外。胸腹部手术理应咳嗽排痰，他们却顾虑重重，甚至强忍咳嗽。这时护士应当重复讲述术前训练的咳嗽方法，鼓励他们大胆咳嗽排痰，并告诉他们适当的活动，伤口是不会裂开的。同时医生和护士都应当传达有利的信息，给予鼓励和支持，以免患者术后过度痛苦和焦虑。

2. 帮助患者缓解疼痛 患者术后的疼痛不仅与手术部位、切口方式和镇静剂应用得恰当与否有关，而且与每个个体的疼痛阈值、耐受能力和对疼痛的经验有关。患者如果注意力过度集中、情绪过度紧张，就会加剧疼痛。意志力薄弱、烦躁和疲倦等也会加剧疼痛。从环境方面来说，噪声、强光和暖色也都会加剧疼痛。因此，医生护士都应体察和理解患者的心情，做好每个具体环节，以减轻患者的疼痛。比如，术后6h内给予药物止痛，可以大大减轻术后全过程的疼痛。等到体验到剧烈疼痛再给镇痛药，就会加剧以后的疼痛。又比如，暗示可以减轻疼痛，听喜欢的音乐也能减轻疼痛。

3. 帮助患者克服抑郁反应 术后患者平静下来之后，大都出现抑郁反应。主要表现是不愿说话、不愿活动、易激惹、食欲不振及睡眠不佳等。患者的这种心理状态如不及时地排解，必将影响患者及时下床活动，而不尽早下床活动会影响患者心、肺及消化等功能，容易产生营养不良、静脉血栓或继发感染等。所以要努力帮助患者解决抑郁情绪。要准确地分析患者的性格、气质和心理特点，注意他们不多的言语含义，主动关心和体贴他们。某些生活不便处要细致照顾，如喂饭、协助打电话、发短信等。总之，使他们意识到既然已顺利度过手术关，就要争取早日恢复健康。

4. 鼓励患者保持乐观积极的心态 外科患者手术后大都要经过相当长一段时间的恢复过程。如果手术预后良好，即使再痛苦也有补偿的希望。若术后效果不好或预后不良（如恶性肿瘤已转移），则还将挣扎在死亡线上。患者在极度痛苦时，经不起任何外来的精神刺激，所以对预后不良的患者，不宜直接把真实情况告诉他们。有一部分患者手术后带来部分机体生理功能的破坏（如胃切除）或残缺（如截肢），造成躯体缺陷的患者必然产生缺陷心理。尤其人生中的突然致残，会给患者心理上带来巨大的创伤，所以对可能致残的患者，护士术前要交代清楚，并给予同情、支持和鼓励，让他们勇敢地承认现实、接纳现实。

第四节 心身疾病患者的心理护理

一、心身疾病概述

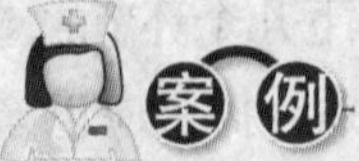

陈先生，32岁，是上海一家外资企业的策划总监，面临激烈的商业市场竞争和同事间利益的明争暗斗，长期以来精神压力颇大，更糟糕的是陈先生近两年发现自己头

发日渐稀疏，近日脱发更厉害，头顶基本快全部脱光了。在医院寻求药物治疗效果不佳，医生分析陈先生的脱发是由于精神压力所导致的，建议他保持健康的生活方式和作息时间，为自己减轻压力，进行综合治疗才可能减缓脱发的程度。

（一）基本概念

心身疾病（psycho - somatic diseases）或称心理生理疾患，是指导在疾病的发生、发展、转归和防治过程中与心理社会因素密切相关的一组综合征或躯体疾病。其概念有狭义和广义之分。狭义的心身疾病是指心理社会因素在疾病的发生、发展过程中起重要作用的躯体器质性疾病，例如原发性高血压、溃疡病。广义的心身疾病，是指心理社会因素在疾病的发生、发展过程中起重要作用的躯体器质性疾病和躯体功能性障碍。显然，广义的心身疾病包括了狭义的心身疾病和狭义的心身障碍。

（二）心身疾病的范围

心身疾病在临床各科较为普遍，约占临床各科疾病总和的25%～35%；女性高于男性；城市高于农村；脑力劳动者高于体力劳动者；发达地区高于不发达地区；中年人高于其他年龄段人群。根据流行病学调查研究，近年来心身疾病的患病率呈明显上升趋势。按人体系统分类，常见心身疾病分布如下：

1. 心血管系统 冠心病、原发性高血压、心律不齐、雷诺病等。

2. 消化系统 胃、十二指肠溃疡、溃疡性结肠炎、胃痉挛、神经性厌食、神经性呕吐等。

3. 呼吸系统 支气管哮喘、过度换气综合征、神经性咳嗽等。

4. 内分泌系统 甲状腺功能亢进症、糖尿病、肥胖症等。

5. 神经系统 紧张性头痛、偏头痛、自主神经功能紊乱等。

6. 泌尿生殖系统 遗尿、阳痿、月经不调、功能性子宫出血、经前紧张症等。

7. 运动系统 全身肌疼痛症、腰背痛、颈臂综合征等。

8. 皮肤疾病 荨麻疹、湿疹、过敏性皮炎，皮肤瘙痒症等。

9. 其他 美尼尔综合征、青光眼、弱视、特发性舌痛、口腔溃疡、口吃、咽部异物感等。

（三）心身疾病的致病因素

心身疾病的形成十分复杂，既有生物因素，又有心理、社会因素。

1. 生物因素的致病作用 虽然心身疾病强调心理社会因素，但也不能忽略生物因素的致病作用。同样的心理、社会刺激，为什么有的人生病，有的人不生病？为什么有的人患溃疡病，有的人患高血压或其他病？这主要是由于他们原有的生理特点不同，因而具有相应的心身疾病的易罹患性。据调查溃疡病患者的胃蛋白酶原水平高，冠心病患者的血三酰甘油高，痛风患者血尿酸高，甲亢患者的蛋白结合碘高等。通常相当多人具有上述生理基础，但不一定发病，只有在相应的刺激下才会发病。

2. 社会致病作用 战争和天灾人祸是人类面临的最重要的社会刺激。不良的社会环境因素的致病作用，还表现在现代城市生活中存在许多使人们不适应的弊病。如现代化城市的拥挤、交通繁忙和车祸频起、噪音、紧张复杂的人际关系等不良的社会刺激因素，反复作用于人体，引起应激性情绪反应和交感神经－肾上腺素系统功能亢进，从而产生多种心身障碍。此外社会致病因素还有污染、生态平衡破坏、职业性伤害事故等。

3. 心理因素的致病作用 心理因素主要指患者的心理矛盾和冲突。指个人的愿望、要求等受到阻抑而引起的精神紧张或因不适应而引起的精神紧张和情绪压抑。致病的心理因素是患者具有严重的情绪障碍及人格缺陷。

（1）情绪与心身疾病 情绪分为正性情绪（即愉快、积极的情绪）和负性情绪（即不愉快、消极的情绪）。正性情绪有益身心；负性情绪一方面是个体适应环境的一种必然反应，对机体有保护作用；另一方面如果强度过大或持续时间过久，则可能导致机体功能失调而致病。有研究认为胃是最能表现情绪的器官之一，焦虑、抑郁、愤怒等情绪都可使消化活动受到抑制。同时情绪对心血管、肌肉、呼吸、内分泌等功能也存在类似的影响，而情绪的改善则有利于胃溃疡等心身疾病的康复。因此情绪反映是心身疾病的重要中介过程。

（2）人格类型与心身疾病 生活在复杂多变的社会中，每时每刻都处于心理社会因素的刺激中，并伴发一定情绪变化，但往往有一定性格缺陷的人才患心身疾病。临床调查统计资料和文献报道证实，心身疾病患者存在多种性格缺陷，不同疾病常表现出不同的性格特征。临床实践中还发现，不同气质类型者易患疾病不同。如研究发现冠心病患者多数表现一种特殊的情感特征，称“A 型行为模式”。

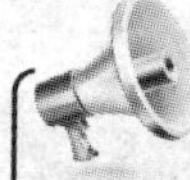

知识链接

A 型行为与冠心病

A 型行为类型（typeAbehaviorpattern，TABP）是指 A_1 型（我国规定为 A_1 及 A_2 型），具有以下特征：①为取得成就而努力奋斗；②有竞争性；③易不耐烦；④有时间紧迫感；⑤言语和举止粗鲁；⑥对工作过度地提出保证；⑦有旺盛的精力和过度的敌意。B 型行为则不争强好胜，做事不慌不忙。Rosenman 等（1975）发表了西方协作组（WCGS）随访长达 8 年半的大样本（3524 人）前瞻性结果。发现患冠心病的患者中 A 型者 2 倍于 B 型者。患冠心病的 A 型者继发心肌梗死的可能性约 5 倍于非 A 型的冠心病患者。西方协作组的这个材料有力提示，TABP 与冠心病的发生有关。

二、心身疾病的心理护理

心身疾病的发生、发展、转归和治疗都与心理社会因素密切相关，因此护士在临床工作中除了考虑疾病病理改变及做好躯体护理外，还要考虑心理社会因素对患者疾病发展、转归的影响。

（一）做好心理健康教育

很多患者及家属对心身疾病认识不清楚，更意识不到心理社会因素对疾病产生的影响。如果社区护士在社区能广泛开展健康宣教，能起到积极预防的作用，医院护士针对已患患者群进行健康教育，能一定程度增加患者对自己心身疾病的控制力。

1. 给患者介绍心身疾病的知识 让患者知道心理社会因素在疾病发生、发展、转归、治疗中的作用。

2. 帮助患者分析患病原因 对存在因素进行梳理分析，帮助其寻找解决的方法。若患者存在个性缺陷，就帮助患者改变习惯行为模式；若存在人际关系问题，可针对相应的人际关系进行沟通指导等。

3. 培养健康的情绪 护士可用讲座和团体辅导的形式给患者介绍情绪对健康的影响，教会患者识别、管理、控制、调整自己的情绪，保持乐观积极的情绪状态。

4. 培养健康的生活方式 建议患者保持良好的作息规律，根据身体情况做适当的运动，学习营养知识，养成健康的饮食习惯。

（二）减轻心身反应

不良心理因素可促进疾病的发展，而疾病又会引起心理状态的改变，长此以往就会形成恶性循环。用适当的方式减轻心身反应可促进心身疾病患者的康复。

（1）提高患者的认知水平，帮助患者正确认识疾病以及疾病与心理之间的关系。

（2）做好疼痛患者的护理，减轻不良心理因素加重疼痛感觉。

（3）帮助孤独患者提高社会交际面，减轻孤独感。

（4）协助患者接受身体的改变，学会照顾自己，运用社会支持力量给予心理支持。

（三）做好患者的情绪护理

1. 让患者学会识别自己的情绪 很多心身疾病患者都存在不良情绪问题，并且在混乱情绪中理不清头绪，烦躁也不知如何改变。护士首先要帮助患者从最近的不良情绪分析入手，找出导致情绪产生的原因，过去产生该类情绪次数，不良情绪持续的时间，是否是合理的情绪反应。与患者深入探讨之后，让患者明白有些情绪产生其实是没有必要的。

2. 学会处理负性情绪的方法 一旦产生负性情绪要积极去转化和消除，如运用音乐去调整情绪状态、改变环境、帮助患者从负性情绪中撤离出来。

3. 掌握调节情绪的方法 一是改变认知，很多情绪是因为不良的认知导致的自寻烦恼，改变情绪先分析认知的问题；二是适当地宣泄，不同的人可选择自己接受的方式进行宣泄表达，如哭泣、找人倾诉、旅游、唱歌等；三是积极运动，运动可促进身体的新陈代谢带来身体的舒适感，也有研究认为运动可使大脑分泌产生内啡肽而带来快感；四是教会患者松弛治疗的方法，通过躯体和精神的放松达到疏泄情绪的目的。

单元小结

本章学习重点是护士首先要具有临床心理学知识，能清楚认识患者在疾病侵袭后会产生应激反应，从而导致心理过程发生改变，这些心理改变往往偏离常态，并且多半是负性的心理反应。护士要具有良好的心理边界感，工作中不但不受患者负性情绪的影响，而且要用积极正性情绪影响患者，及时处理患者的负性情绪，挖掘患者自身潜能，促进患者的身心全面康复。同时护士也要认识不同年龄、不同性别、不同个性、不同疾病状态的患者其心理反应既有共性也有差异，护士要善于识别和处理不同患者的心理状态，并能给患者提供指导和帮助，用人本主义的精神去尊重、接纳、关怀每一位需要帮助的患者。

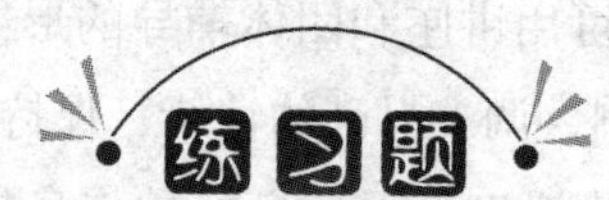

一、选择题（A_1、A_2 型题）

1. 患者常见的心理变化不包括（　　）
   A. 主观感觉异常　B. 思维活动改变　C. 情绪改变
   D. 气质改变　E. 人格改变
2. 患者希望得到最好的医生和护士的治疗属于（　　）需要
   A. 被尊重需要　B. 信息需要　C. 安全感需要
   D. 攀比心理　E. 择优心理的需要
3. 护士对患者都采用尊称，这满足患者的（　　）需要
   A. 被接纳和关心　B. 尊重　C. 安全感
   D. 归属感　E. 社交
4. 患者最常见的心理问题是（　　）
   A. 焦虑　B. 恐惧　C. 抑郁
   D. 自卑　E. 烦躁
5. 手术患者术前心理护理措施不包括（　　）
   A. 提供信息　B. 介绍手术情况　C. 告知手术费用
   D. 给予心理安慰鼓励　E. 介绍手术医生
6. 传染病患者心理特征不包括（　　）
   A. 孤独　B. 抑郁　C. 悲观
   D. 揣测　E. 绝望
7. 心身疾病的影响因素不包括（　　）

A. 个体易感性　　B. 精神应激　　C. 经济状况
D. 人格特征　　E. 行为模式

8. 有的患者不但否认自己病情恶化的事实，而且还谈论病愈后的设想和打算，属于（　　）阶段表现
A. 否认期　　B. 抑郁期　　C. 接受期
D. 愤怒期　　E. 妥协期

9. 哪项不属于儿科患者的心理特征（　　）
A. 分离性焦虑　　B. 反抗　　C. 悲观
D. 猜疑　　E. 抑郁

10. 疼痛的影响因素不包括（　　）
A. 情绪状态　　B. 早期经验　　C. 职业
D. 个体对环境的评价　　E. 家庭环境

二、选择题（A_3、A_4 型题）

（供 11 - 13 题使用）

患者女性，25 岁，因未婚先孕到医院做人工流产手术，术前患者情绪不稳定，既担心被人知晓怀孕，又恐惧手术疼痛和发生意外而惶恐不安。

11. 该患者最突出的心理问题是（　　）
A. 焦虑　　B. 恐惧　　C. 悲观
D. 猜疑　　E. 抑郁

12. 对该患者护士最佳的心理护理措施是（　　）
A. 给予陪伴和安慰　　B. 通知家属
C. 让患者独处平息情绪　　D. 推迟手术时间
E. 劝告患者注意避孕

13. 你认为该患者首先要满足的心理需要是（　　）
A. 尊重　　B. 接纳和关心　　C. 舒适的就医环境
D. 安全感　　E. 自我价值实现

（供 14 ~ 16 题使用）

患者女性，65 岁，是一名患糖尿病多年的慢性病患者，家属诉患者自患糖尿病后就像变了一个人似的，变得小气、猜疑、爱发脾气，整天胡思乱想，老伴买菜没按时回家就怀疑老伴有外遇，儿子几天没回家就怀疑嫌弃自己，弄得全家人鸡犬不宁。还总是担心自己会出现并发症，对自己的身体变化变得敏感，经常失眠，坐卧不宁。

14. 该患者患病后“变得小气、猜疑、爱发脾气”，属于（　　）改变
A. 感觉改变　　B. 情绪改变　　C. 人格改变
D. 注意力改变　　E. 思维改变

15. 患者对自己的身体变化变得敏感，经常失眠，坐卧不宁，最可能并发的是

( )

A. 焦虑症　　B. 恐惧症　　C. 抑郁症

D. 躯体形式障碍　　E. 癔症

16. 对该类患者心理护理方法不妥的是（　　）

A. 改善患者的认知

B. 指导患者调节情绪的方法

C. 创设良好的康复环境

D. 建议家属顺从患者的意愿

E. 激发康复动机

（向秀清）

护士职业心理素质及其优化 第八单元

要点导航

1. 掌握护士职业心理素质的概念、护士职业心理素质的影响因素。
2. 了解护士职业中应激的种类、理解应激对护士健康的影响，掌握应对应激源的方法。
3. 掌握护士应具备的职业心理素质、了解培养的方法和途径。

随着现代医学科学的不断发展，以及人民群众对医疗质量要求的进一步提高，护士在医学领域中的角色和地位变得越来越重要。医学模式和护理模式的转变，促使护士的职业角色功能不断延伸，复杂的社会和职业环境又要求护士必须具备良好的心理素质。良好的心理素质是做好医疗护理工作必须具备的基本条件，是护士职业素质的基础。护士的心理素质，不仅关系到自身的心身健康，也与其护理工作的质量密切相关。

第一节　护士职业心理素质概述

案例

一天夜里，夜班护士巡视病房时发现某冠心病患者突然出现呼吸困难、大汗淋漓、脉搏细数、烦躁不安等症状，立即判断其为心源性哮喘。在通知医生的同时，迅速给予吸氧、半卧位及语言安抚等有效措施，当医生赶到时，患者症状已经得到明显缓解。

想一想：在此病例中该护士充当了什么样的角色？

一、护士职业心理素质的概念与种类

护士职业心理素质，又称“护士角色人格”，是护理心理学的特定概念，是个性心理学中“人格”、社会心理学中“角色人格”等概念的外延。

角色人格是指具有某种社会特定地位的人们，共同具备并能形成相似的角色行为

的心理特征总和。即指人们在某种特定、重复的社会经历中，形成的比较固定的、并具备一定共性的人格特征。

护士角色人格特指从事护士职业的群体，共同具备并能形成相似的角色适应性行为的心理特征总和。其中“适应性”指要求从事护士职业者必须具有其“角色适应性行为”。

在生物－心理－社会医学模式的指导下，护士所承担的工作和责任也日益加重。护士不仅仅是医嘱的执行者，同时也是医生全部诊疗活动的合作者；护理的任务不仅是对患者当前所患疾病的治疗，还包括对患者疾病的预后、转归情况的预判以及对相应并发症的预防；护理的手段不仅局限于技术操作，还担负着心身整体护理及社会性防病治病的任务。护士所扮演的角色多种多样，概括起来主要有以下几种：

（一）人类健康照护者

作为人类健康的照护者，护士必须具备丰富的专业知识、高度的责任感和敏锐的观察力；能够及时地发现患者的需求和困难，并在专业知识的指导下，应用娴熟的护理技能直接照顾患者。

健康照护者的角色不仅仅局限于医院临床护理活动中，还涉及到对个人、家庭、社区和社会的全面照护，其照护范围也从个体扩展到群体，从治疗扩展到预防，如为糖尿病患者提供饮食营养指导，以提高患者生活质量等。应该注意的是，在提供照护的同时，护士还应考虑生理、心理、社会等诸多因素对患者健康的影响，通过态度和行为等的表达，把对患者的理解、支持和心理关怀融入到健康护理过程中。

（二）公民健康教育者

当今社会，健康问题已成为人们最关注的话题之一。健康教育是提高全民族健康意识的一个重要手段，也是整体护理的重要组成部分，是现代社会为满足个体健康需求而赋予护士的又一重要职责。一方面，作为临床健康教育的主要承担者，护士有责任帮助患者了解相关疾病方面的科学知识，了解所患疾病的发病机制、治疗、护理及如何预防等问题，使患者能积极主动地配合治疗和护理，促使早日恢复心身健康；另一方面，护士还肩负着对全民开展健康教育，提高全民族健康水平的重任。

（三）健康问题咨询者

健康咨询，是获得相关知识信息，从而更有效地预防疾病、维护健康的重要途径。健康咨询可以针对患者及家属，也可以针对全体健康人。患者可得到情绪支持及健康指导，学会自己照顾自己，从而提高生活质量。患者家属也可以通过咨询，学会如何更好地关心照顾患者，以促使其尽快恢复健康。

（四）护理管理参与者

由于护理工作的特殊性质所决定，护士经常需要连续 24 小时不间断地工作。因而，病房的管理不仅仅是护理领导者的责任，还需要护理群体的积极参与。可以说每个护士都在承担着管理的职责，如对患者的管理、对患者休养环境的管理、对药物的管理以及对医疗器械的管理等。良好的护理管理可以保证护理系统的优质运转，提高护理质量。

（五）相互关系协调者

在工作过程中，护士与其他专业人员之间、医护之间、护患之间甚至与患者家属之间的关系融洽与否，直接影响着医疗环境的和谐程度，进而影响到对患者疾病的防治效果。上述各种关系的良好协调，既能为患者带来安全感和信赖感，同时也是医疗护理方案得以顺利实施的必要前提。在这些关系的沟通协调过程中，护士发挥着无可替代的重要作用。通过护士的这种协调作用，可使大家相互协作、密切配合，进而促使整个护理工作处于有机和谐的运转状态。

（六）患者权益维护者

护理工作与患者切身利益密切相关。当护士向患者提供服务时，无形中就充当了患者在医院环境中的生命委托人的角色。护士的每一项治疗与护理操作都与患者的生命安全息息相关。因此，护士要以高度的责任心，保护患者的生命安全和合法权益，确实做到认真准确地执行医嘱，认真细致地观察病情，为患者提供正确的诊断和治疗服务。

（七）相关知识研究者

在护理专业不断朝着多元化的方向发展的今天，越来越多受过高等教育的护士逐渐补充到护理队伍中来，使得护理队伍的文化层次和专业水平较以前有了很大提高。很多护士都深刻地意识到，只有依靠科学研究才能使护理临床和教学适应学科的发展和社会需求。作为研究者，护士可以通过研究的手段来检验所执行的护理活动是否正确及适宜；还可以运用整体的、综合的观点研究疾病与心理、社会、文化、行为及生活方式之间的关系；研究护理工作范围与人群健康需求的关系等。通过研究，使自己的护理专业水平不断提高，创造护理工作的最佳效益。

（八）社会服务工作者

随着医学科学的不断发展，现代护理学已发展成为向个人、家庭、人群以及全社会提供卫生保健支持，以预防疾病、增进健康和提高生命质量为主要目标的专业。护理工作已经从封闭式的医院服务转向开放式的社会服务，护士已经从医院走向社会和家庭，护理的服务对象不再局限于通俗意义上的“患者”，而是延伸到任何人或团体。护士作为社会健康服务工作者，将成为保障人类健康的社会主力军。

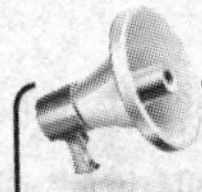

知识链接

护士角色人格的未来形象

护士角色人格的未来形象，将以更理想的模式展现在世人面前：是社会进步趋势、历史发展必然，也是每个护士引以自豪的人生境界，主要有以下 8 个表现形式：①专家、学者型人才；②科普教育工作者；③应用型心理学家；④健康环境设计师；⑤人际关系艺术家；⑥高层次技术能手；⑦默契合作的医疗伙伴；⑧崇尚奉献的优秀人才。

二、影响护士职业心理素质的因素

影响护士职业心理素质的因素，主要包括社会文化、职业教育、工作环境和个体自身等四个方面。

（一）社会文化因素

职业的社会地位以及人们对该职业的认识对个体的职业角色适应有很大的影响。一般而言，能从事被当代社会文化所推崇的职业的个体，就业后便会产生积极的内在动力，努力地去适应、完善自己的职业角色；相反，如果个体心理上对自己所从事的职业不能产生认同感，她在角色适应的过程中就比较消极，难以适应，甚至会出现角色冲突。护理工作是一项高风险、高强度、高压力却又常常被人误解的工作。在世俗价值观的影响下，护士的社会价值未得到合理的认可。护士自身如果对专业的心理认同度又低，则极易导致角色适应不良。

（二）职业教育因素

职业教育的职能是培养专门人才。评价一种职业教育的成功与否，一是要看其能否培养大批从事该职业的专门人才，二是要看其培养的专门人才是否具有甘愿为自己所从事职业的发展热诚奉献的良好职业态度。相对而言第二个标准更为重要，因为如果没有这一条标准，职业教育就会失去其存在的意义。所以，职业态度的教育是职业教育的灵魂所在。职业态度的好坏，决定了个体能否热爱并长期从事这个职业，为职业的发展奉献自己的热情。

护士工作是由专门人才从事的终身职业，一个合格的护士的培养必须经历一个由稚嫩走向成熟的经验不断积累的过程。目前护理职业社会地位还不是很高，职业态度教育对护士职业态度的形成具有重要的作用。全球性护理培养目标明确提出：“在医学、护理模式的变革时代，护士学校尤应注意进行职业心理素质方面的哲理教育”。其中所提及的“职业心理素质的哲理教育”，其实质就是指职业态度或职业价值观的教育。有了积极的职业态度或职业价值观，个体才能在护士职业角色适应过程中发挥积极的主观能动性。

（三）工作环境因素

导致护士角色适应不良的工作环境因素包括以下方面。

1. 工作特点　护理是一项琐碎繁杂的工作，超大的工作负荷、轮班工作制度、较多的意外情况和紧急应激状况等，都会严重影响护士护理职业的情感。护理职业情感主要指护士在活动过程中的情绪状态和情感体验，包括对专业的热爱、对技术的钻研、对患者的热情等。长期高压力的繁重工作使护士的职业情感不稳定，对自身专业的理解和认同度下降，从而影响了护士角色的转换与适应。

2. 人际原因　护士在整个医疗团队中应该承担沟通协调者的角色，但某些护士由于缺乏沟通交流的技巧与能力，常导致与同事、医生以及领导者之间的关系紧张或冲突，或者经常发生护患之间的矛盾或冲突。人际氛围不良，护士就会表现出角色的缺如或与角色之间出现不适应的现象。

3. 组织管理因素 在护理组织系统中，如果领导方式不佳或管理不当，如单位的用人体制不健全，不同学历层次的护士从事相同的工作；组织缺少授权机制，使护士个体缺少自主权和参与权；领导与组织的支持度不够、可利用资源（包括物质、情感、人员等）的不足；组织对教育的重视不够，使护士缺少继续教育计划等，这些都不利于护士个体的角色适应。

（四）个体自身因素

护士角色适应不良也常常受到个体自身因素影响，如个体价值观、人格特征等。

1. 价值观 护士个体的人生价值观，是其能否尽快适应护理专业角色的重要前提。如果护士的人生基本价值取向能使其认同护理职业的社会价值，有助于其确立恰当的职业价值观，那么她在适应专业角色的过程中，就会相应地产生积极的职业态度，并借以指导自己的行为方式，努力去适应护理专业角色。反之，如果护士个体认为护理职业的社会价值无法满足她对自己人生意义的追求，就容易产生消极的职业态度，以至于在角色适应过程中发生不适宜的行为反应，最终出现角色适应不良的状况。

2. 人格特征 个体人格是职业角色人格的基础。个体人格的结构中某些稳定性特征（指个体受遗传等生理基础制约，不易因后天教育及环境影响而改变的人格特征），对个体实现角色人格的转换具有决定性的影响。如人格特征中的“情绪稳定性”，即为护士角色人格的要素特质，它是保证护士个体沉着应对各种职业性应激、并对其作出准确判断和适当反应的基本条件。护士在执业过程中需要经常面对突发、多变的职业环境，如果护士自身的情绪稳定性较差，他就极有可能因无法适应而导致不经意间对患者的心身造成不利影响。

3. 其他个体影响因素 影响护士角色适应的自身因素还包括个体的主观幸福感，个人应对方式，自尊程度等；在我国传统的医疗体系中，长期处于机械执行医嘱地位的护士所形成的依从性思维，弱化了护士个体的自主性与独立性；护士对现代护理观缺乏全面正确的认识等，都会影响到其角色适应的程度。

第二节 护士职业中常见的应激

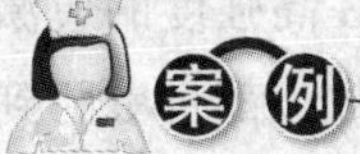

某护士在为一患儿治疗过程中，因不慎将输液管中残留回血洒落地上而与患儿家属发生激烈口角。此后她既害怕患者家属采取过激行为伤害自己，又担心此事影响到自己的声誉及发展前途，以至于整天心神不宁、焦虑不安、甚至神情恍惚。为了逃避矛盾及防止出现新的差错事故，不得不请假休息，直至该患儿出院。

想一想：该护士遇到的事件属于何种应激源？

护理工作应激是指护理工作中的各种需求与护士的生理、心理素质不相适应的一种心身失衡状态。在日常繁重的护理工作中，护士受到职业应激源长期、反复的刺激，导致其心身健康水平和护理工作质量显著下降。因此，护士了解护理工作应激的来源及其规律，掌握相应的应对策略，对增进自身的心身健康以及提高护理工作质量都是非常必要的。

一、护士职业中常见的应激源

（一）工作环境应激源

护士在工作中经常会遇到诸如抢救危重患者、治疗监护患者、守候待产患者等“严酷”的应激环境。由于患者病情复杂，变化迅速，护理工作的可控制性和可预测性低，护士经常处于精神紧张状态，极易造成心力和体力的疲惫。同时，由于护士面对的患者各不相同，在护患关系中，常常会遇到情绪激动、不愿配合、甚至随意辱骂、暴力殴打护士等形形色色的患者。无论遇到上述何种情形，护士都必须保持冷静、平和，理解患者并积极帮助患者解决问题，从而抑制自身感受，做出精神妥协。再加上患者痛苦绝望的哭泣、呻吟、家属的吵闹，现场抢救患者的紧张噪声，直面生离死别的场面等都极易导致护士的心理负荷加重。另外，在护理工作环境中，护士还经常要不可避免地接触细菌和病毒、有害化学物质、放射性物质以及各种医疗器械操作时所引起的刺激性声响和振动，这些都可以成为应激源。

（二）工作负荷应激源

护士工作中普遍存在的主要应激源之一，是由护士职业长期超负荷的工作状态所决定的。随着全社会对护理工作需求标准的日益提高，护理工作内容的不断扩展，在我国的绝大部分医院中，护士数量明显不足，医护比例严重失调。在这种情况下，长期处于超负荷、高度紧张的工作状态，使护士脑力和体力的支出远远超过了她们自身的承受能力，造成严重的心身损害。

特别是目前推行的以患者为中心的整体护理模式，在一定程度上加重了护士的工作量，对护士自身素质提出了更高的要求。护理工作已经从单纯的执行医嘱转向为患者提供生理、心理、社会和文化的照护，护理工作对患者的健康负有重要的责任。这种复杂而具有创造性的工作，需要护士付出更多的劳动和精力。而且在高强度的应激刺激下，护士还必须承担职业的风险，护士工作中出现的任何差错事故，都将威胁到患者的心身健康甚至生命，护士必须为此承担相应的法律责任。

（三）人际冲突应激源

各种人际关系出现障碍是护士工作中职业应激的主要内容。研究表明，医护关系和护患关系均会严重影响护士的心身健康。医护关系中，医生只是把护士当助手，并未当作平等的同事来尊重，护士的专业能力未被认同，所做的贡献也未得到充分的重视。护患关系中，遇到态度恶劣的患者，护士必须压抑自身的感受，逆来顺受，不得不经常以精神妥协告终。如果长期得不到理解，经常感受到威胁，经历了感情伤害又得不到相应补偿，护士便会感到社会地位低下，对工作的满意度下降，继而出现情感衰竭。

（四）职业期望应激源

护士的职业期望应激源包括以下两个方面：

1. 社会对护士的期望 社会上人们按照护士职业规范所确立的标准对护士职业群体提出了较高的心理期望值。他们希望每个护士都能充满爱心、善解人意地为患者解除病痛，并能始终以高度负责的精神，精湛娴熟的技艺为患者服务。由于人们常常会不自觉地以对护士职业的群体期望值衡量护士个体的行为表现，无形中对护士个体的职业行为提出了较高的要求，使某些护士面对这种期望时感受到较大的压力。另外，在提供护理服务的实际工作过程中，在面对饱受疾病折磨，心理状态千差万别，文化层次各不相同的患者时，护士也并不能满足所有患者的每一个期望，此时，有的护士难免感到工作有压力，因而产生悲观失望的情绪。

2. 护士自身的期望 护士期望自己能成为人们心目中真正的“白衣天使”，希望在职业上有较高的成就感。然而，较高的个人价值期望和不适当的社会评价经常发生矛盾，会让护士内心产生矛盾。“以患者为中心”的护理模式，需要护士付出更多的劳动和精力，而护理工作的价值有时得不到患者及其家属的认可，这也会对护士造成伤害，出现心理不平衡状态。

（五）工作家庭应激源

绝大多数护士身上往往肩负着工作与家庭的双重压力。一方面由于工作负荷大、责任重以及轮班工作制度等，使护士投入家庭的时间和精力减少。另一方面工作中的负面感受会影响家庭生活的和谐气氛，同时家庭的责任和家务琐事又会消耗护士的部分精力。工作与家庭两者之间如果不能维持良好的平衡，就会形成恶性循环，成为又一种应激源。

（六）职业发展应激源

为了实现自身的职业发展目标，不断学习新知识、新理论和新技术以满足新时期护理工作的需要，很多护士不得不在完成临床护理工作之余，努力自学、参加继续教育或学历教育等，从而花费了大量的时间和精力。而另一方面，众多护士面临着职业发展的困境。护士职称晋升的比例相对医生要少，大多数护士觉得晋升非常困难，自信心不足。护士感到培训不足，满意度低、成就感低等，极容易产生职业枯竭感。很多医院对护士实行聘任制，护士成为人员变动的主要对象，加大了护士工作的不稳定性，使护士对护理职业前途及自身职业发展失去信心。

二、应激对护士心身健康的影响

长期面对高强度和作用持久的护理工作应激源，护士如果不能进行积极地应对，及时有效地控制，就可能发生应激反应。应激反应是指机体在应激源的刺激下，心身持续相互作用下的整体反应。护士个体对应激源的反应分为以下四个方面：

1. 生理反应 如血压增高、免疫力下降、颈腰椎痛、冠心病、消化系统疾病、神经衰弱等。

2. 心理反应 如焦虑、抑郁、攻击行为、冷漠等。

3. 行为效应 如事故倾向、易激怒、情绪冲动等。

4. 组织效应 如缺勤、缺乏团队精神、低工作效率、高事故发生率、对抗情绪、职业枯竭等。

在应激过程中，个人因素具有决定性的作用。同样的刺激并非一定引起同样的应激反应，不同人对同一应激源有不同的生理与心理反应。护士个人因素主要表现在以下几个方面：①心理学知识的掌握程度，如果护士心理学知识缺乏，训练不足，那么他对外界的各种刺激承受能力就会差，心态不稳定，易产生各种不良情绪，由于心理学知识缺乏，护士也不能正确运用心理学知识进行自我心理的平衡和调节；②伦理问题，当护士的个人信念及价值观与组织对其工作的要求不同，但又无法根据自己的信念去做时，就会产生内心冲突，继而导致心理压力的产生；③承担多种角色导致的问题，护士在职业和家庭中扮演着各种角色，在不同角色转换过程中，如果处理不当会发生角色冲突，也会造成压力；④护士多为女性，女性本身就有高焦虑倾向。

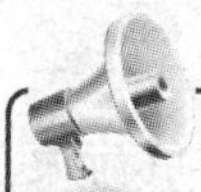

知识链接

护士健康状况调查

有调查显示：中国护士中工作有高度疲惫感的人有59.1%。据对某军区的护理人员调查显示：76.96% 的护理人员认为工作强度过大，89.01%的护士担心工作出差错，年轻护士在强迫、抑郁、焦虑、恐怖、偏执、精神病性6项因子方面明显高于一般人群。同时还发现，在危重病人多、抢救多、变化快、自身工作危险性大的科室工作的护士，心理健康水平明显低于其他科室的护士。

三、护理职业中应对应激的方法

护理工作中应激的应对不仅要减轻已有应激反应的不良影响，而更重要的是预防应激的产生。在应激反应发生过程中，起主要作用的是职业应激源，主要是工作环境、工作条件等。个人素质及人格特征、社会因素等，则起着缓解或加剧应激反应的作用。因此，对护理工作应激的预防与控制，关键是应激源控制，从应激源入手，实施第一级预防。同时还需要提高个人的应激应对能力。个体的应对能力是需要通过后天学习加以提高的，所以应对不仅是个人的事，组织上的干预也是必不可少的。个体应对技巧必须和组织的干预联合在一起，才能减少应激反应的发生。

（一）组织应对

护理管理组织者应做好以下几点，以预防护理工作应激的发生。

1. 增加护士数量 增加医院的护士编制，合理调配上班人员，以缓解护士心身超负荷运转的状态。

2. 降低劳动强度 建立护理工作计算机网络系统，减少书面工作，降低护士体力劳动强度。

3. 提高政治待遇 实行民主式管理方式，让护士参与科室、医院的管理及相关政策和目标的制定。

4. 增加学习机会 为护士提供更多的进修、深造的机会，通过专业知识和技能的培养来缓解护士的职业发展性危机。

5. 提高经济收入 改善护士的工作待遇或通过其他奖励措施来提高护士的工作价值感。

6. 增强法律意识 强化医疗秩序管理中的法律意识，依照法律和制度对护士的言行进行规范。对患者及其家属的行为进行规范，维护医院的秩序，预防和减少医疗纠纷的发生。一旦发生护患间的矛盾及冲突，也要正确对待，在维护患者利益的同时也应该充分注意维护好护士的合法权益。

7. 加强应对训练 对护士进行应对技能的培训，通过专门教育来提高护士的应对能力。

8. 定期沟通疏导 通过集体和个别的心理咨询，提供定期的放松或沟通机会，采取相应的危机干预措施应对应激。

（二）个体应对

除了上述组织应对措施以外，个体还应该注意从以下几个方面提高自身的应对能力。

1. 加强自身专业素质的培养 首先，对专业要有深刻的理解，充分认识护理专业的利他性，认识到从事护理工作必须具有奉献精神和服从全局、服务患者的敬业精神。护士要理解自身工作的价值，培养自己对工作的热爱，力求把护理工作做得精益求精。其次，在掌握专业知识的同时，还必须学习多学科抢救知识，而且要有敏捷的思维能力、娴熟的抢救技能。在完成紧张的工作之余，不断加强专业理论的学习和操作技能训练，不断掌握先进技术、先进疗法，减少工作中的被动局面，缓解心理紧张，降低压力。

2. 加强心理训练与培训 护士要注意自身应对能力的学习和培养，学会应对紧张的必要技巧，提高对心理压力的承受能力，以预防和减少工作应激。同时做好自我教育，调整潜意识中对自身的评价，给自己传递正面的信息，增强自尊、自信的信念，消除自卑心理。

护士还要有意识地培养自己乐观、开朗、和善、宽容的性格。在护理工作中不免会遇到各种各样的挫折，护士要学会正确对待挫折。当遇到挫折时，要注意克服因挫折而带来的消极情绪，理智地对待挫折并积极寻找正确的压力释放渠道。

3. 提高身体素质 护理工作琐碎繁重，要求承受较大的体力和脑力劳动支出。所以护士个人应对中，保持身体健康尤为重要，健康的体魄是保持个人有效应对的重要物质基础。要合理安排饮食，维持人体适当的营养。进行常规运动锻炼，增强身体素质。保证足够的休息和睡眠，以利于心身状态的调整。

4. 其他个体应对措施

（1）客观真实地评价自己，及时准确地了解自己的能力水平，不以己之短比他人之长。在了解自身的基础上，合理制订发展规划，必要时适当降低个人期望以减轻自身压力。

（2）与家庭成员之间、与患者之间以及与领导和同事之间建立融洽、和谐的人际关系，学习一定的沟通技巧，提高患者及其他交往对象对自己的信任度。良好的人际关系是搞好工作、增强心理健康的重要措施。

（3）当面对压力时，要积极寻求良好的、高质量的社会支持。当然，这有赖于平常建立的良好的社会支持系统（包括家人、亲戚、同事朋友）。当遇到压力时，可以向他们敞开心扉，倾诉并接纳他们对自己的帮助和支持。

（4）此外，应激评估、时间管理、放松训练等，都能帮助个体有效地预防和控制应激。

第三节　护士职业心理素质及其培养

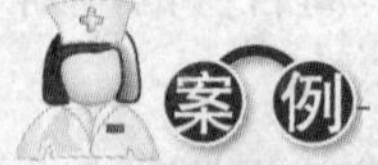

一位年轻的女性心肌炎患者，经过医生的认真治疗以及护士的精心护理，本来很快就可以病愈出院了。一天晚上她刚刚服完药不久，骤然听到护士惊呼其所属床号的药发错了。她听到此消息异常紧张，当即浑身发抖，继而倒地抽搐，最后昏迷不醒，终因严重室颤救治无效而死亡。

想一想：该事件涉及到这个护士的哪项心理素质？

护士职业心理素质是指从事护士职业的群体，共同具备并能形成相似的角色适应性行为的心理特征总和。护士的心理素质表现出个体独特的精神风貌，反映个体对己、对人和对事的态度、情感和行为模式。随着医学模式的转变，护理职业对护士心理素质的要求越来越高。

一、护士应具备的良好职业心理素质

护士应具备的心理素质，包括心理能力、心理品格、心理动力、自我适应和环境适应。护士心理素质的五个方面是紧密联系、互为基础和条件的。其中心理能力是心理素质的直接体现，是主干成分；心理品格在心理素质中有核心意义，并直接或间接的对心理素质的其他方面起着制约作用；心理动力是心理素质中最活跃、影响最直接也最全面的因素；自我适应和环境适应标志着个体的心理健康水平，是心理素质高低的内在和外在标志。

（一）心理能力

1. 敏锐的观察力 观察是有目的、有计划、比较持久的知觉活动。观察力是高尚情操、广泛知识和娴熟技巧的有机结合，是现代护士良好心理素质不可或缺的组成部分。护士工作头绪繁杂，患者的病情又变化多端，这就要求护士应该具备敏锐的观察力，从患者身上获取直接资料。护士不仅可以从患者呼吸、脉搏、体温、皮肤颜色、口唇干燥或湿润等情况获取必要的信息，而且可以通过对面部表情的变化、行为举止及各种不同的声音的觉察来判断患者的不同需求。这些对帮助医生诊断病情、评价治疗、提高护理效果以及估计可能发生的问题等都具有十分重要的意义。

2. 准确的记忆力 就护理专业的性质而言，在记忆的敏捷性、持久性、准确性和准备性四个品质中，准确性尤为重要。护理工作与患者的生命攸关，患者的安全问题是护理工作中的首要问题。护士在临床工作中经常需要熟记各种药物性能、适应证、剂量、给药途径、毒性反应、患者的姓名、床号、病情及各项护理操作规程等，如果没有良好的记忆力，在某个药品剂量上或是治疗对象上出现差错，轻则贻误病情，重则造成严重责任事故。所以护士要培养自己良好的记忆品质，防止因记忆错误造成危害患者安全的责任事故。

3. 评判性思维能力 评判性思维是指个体在复杂的情境中，能灵活地运用已有的知识经验，对问题及解决方法进行选择，验证假设，在反思的基础上进行分析、推理，从而做出正确判断和合理取舍的高级思维形式。在临床实践中，护士不能只盲目地执行医嘱，而应该在按照医生的思路思考的同时，用自己的观察发现患者的问题，用求异思维方式分析问题、解决问题。评判性思维能帮助护士改善自身的知识结构，将其他学科和领域的知识用于护理实践，并能帮助护士做出重要的决断。因此，评判性思维能力是护士应该具备的核心能力之一。

4. 良好的注意力 注意的稳定性、广度、集中性、分配和转移等品质，对护士来说具有十分重要的作用。注意的稳定性可使护士沉着稳重地为患者长时间做好某项工作；注意的广阔性可使护士做到“眼观六路、耳听八方”，对身边繁杂的工作做到心中有数；

注意的集中性可使护士聚精会神地做好某项工作而不至于被其他信息干扰；注意的分配能力良好，护士就能对患者边观察、边处置、边谈话，对其进行整体护理；注意的转移可使护士做到在顺利完成一项工作之后，将注意及时转移到下一个工作目标。

5. 良好的沟通能力 沟通是人与人之间信息（包括意见、观点、思考等）的传递与交换过程。良好的沟通能力是建立和谐人际关系的基础，如护患关系的建立。护士要注意沟通的艺术与修养，以各种方式建立良好的沟通渠道，协调护患关系，用恰当的语言向患者及家属进行解释和精神安慰。应该避免使用刺激性和冲突性语言，要求实事求是，有科学依据地解释病情，既要让患者及家属认清严重性，又要给患者以希望和支持。良好的沟通能力还是保证护理评估、实施、评价、健康教育有效进行的重要技能。另外，与其他医护人员之间建立和保持有效的工作关系也离不开沟通能力。沟通能力是护士应具备的又一项核心能力。

6. 稳定的自制力 自制即自我控制，是控制自我、约束自我的一种自我调节能力。稳定的自制力有利知识与技能的发挥，提高工作效率，积极培养自我调控能力是良好心理素质的基础。护士在进行各项护理工作中，应时刻注意调整和控制自我的各种心理活动，排除各种不利的心理障碍和干扰，以饱满的热诚和舒畅的心态、平静自信的心境去落实各项护理措施。护士的良好情绪不仅能够调节病房及治疗环境的气氛，而且能增强患者的安全感，唤起患者治愈疾病的信心。临床工作中，护士如果自制力失控，则易造成护患关系失调，甚至恶化，使护理不能及时准确、安全有效地实施，导致护理工作的失误和护理事故隐患增加。

7. 坚强的意志力 护理服务对象以及护理职业生活的特殊性，都需要护士具有百折不挠的意志力、高度的自觉性、坚韧的耐受力。表现在任何情况下都能不受干扰，能够沉着、冷静、果断、坚定不移、有条不紊地做好自己平凡而琐碎的工作。护士的意志力还体现在对护理事业的坚定信念中，只有坚信护理事业是关爱生命、救死扶伤、为人类奉献爱心的伟大事业，才能做到不为名利所诱惑，不受世俗偏见所干扰，不断自觉调适自己的心理状态，使热爱护理工作的事业心更具有稳定性、专一性和持久性。

8. 精湛的专业能力 精湛的专业能力是护士为护理对象提供高质量护理服务的基础。所以必须具备能满足所从事护理职业需求的基本能力、专业能力以及娴熟的技术，才能成为一名合格的临床护理工作者，以优质高效的服务获得患者的尊重和赞许。

（二）心理品质

一名合格的护士，必须具备正直热情、宽容友善、谦虚谨慎、自尊自强等良好的心理品质。同时要以高度的责任感、深切的同情心和全心全意为人民服务的精神，做好本职工作，赢取患者的满意和尊重。

（三）心理动力

高尚的职业道德感、无私奉献的精神和顽强的意志力是护士完成护理工作的内在推动力。良好的心理动力体现在护士对护理职业的自豪感和爱岗、敬业、乐于奉献的精神中。

（四）自我适应能力

包括积极稳定的情绪、强烈的理智感和协调的心身状态等。护士稳定、振作、愉快的情绪能使自己充满活力，也能唤起患者对生活的热爱，增强战胜疾病的信心。护士还要善于表达和调控自己的情绪，在工作中做到激情不露、纠缠不怒、悲喜有节、急事不慌、危事不惊、不迁怒于人。护士强烈的理智感表现为敢于创新、不断探索护理新理论、新模式的勇气，以及对护理领域取得新进展的喜悦等。协调的心身状态能使护士提高挫折承受能力，以饱满的精神状态和愉快的心境投入到护理工作实践中去。

（五）环境适应能力

由于护理工作的特殊性所决定，护理环境往往复杂多变。护士要有良好的环境适应能力，这就需要护士个体不断调适自我，达到自我心身状态的协调，同时加强与环境的融合，建立和谐的人际关系，表现出良好的护理专业行为。

二、护士职业心理素质的培养

良好的心理素质是通过接受教育和自我学习，并在实践中逐步形成的。所以，应该从职业教育、自我修养和组织培养三个方面对护士的心理素质进行培养。

（一）职业教育

护理职业教育的核心任务之一就是要培养护理人才的职业心理素质。因此，职业教育应做到以下两点：一是要培养护理专业学生树立崇高的职业理想。树立职业理想是对一个护士最基本、最首要的要求，是培养优良心理素质的思想基础。职业教育中的理想教育，就是要教育广大护理专业学生树立正确的人生观和价值观，并立志为护理事业奉献自己的全部精力。有了这种思想基础，才能在平凡的护理工作岗位上做出不平凡的贡献。二是要加强职业道德教育，特别是职业态度和职业价值观的教育。职业态度和职业价值观是护士职业心理素质的核心成分，也是现代护理人才整体素质的首要成分，对护士形成和优化职业心理素质具有导向性作用。具体而言，就是要加强护理专业学生对护理职业的认识、培养起职业情感、锻炼其职业意志，最终形成良好的职业行为和习惯。

（二）自我修养

自我修养、自我磨炼和自我体验，是培养护士高尚情操和良好心理素质的重要方法和途径。首先，护士要正确地认识自我，这是培养良好护士心理素质的基础。护士对自己有肯定性的理解和自我接受，才能很好的理解不同个体、不同理念的患者，与患者进行良好的沟通，建立和谐的护患关系，才能与其他医护人员，形成良好的人际氛围。其次，护士自身要加强培养意识，应该认识到当前护理事业的发展对护士的职业素质提出了更高的要求。它不仅要求护士必须具备良好的心理素质和健全的人格，还要求护士能将心理学理论、原则和方法与临床实践相结合，为患者提供心身整体护理。良好的心理素质已成为护理职业素质的一个重要组成部分，护士必须从思想上重视自身心身素质的培养。再次，护士应根据护理工作的职业特点，在工作实践中不断进行道德修养、语言修养、性格修养等。要善于自我调节，理智地对待自己与周围的环境，自觉地用意志来指导自己的行为，以获得护士职业要求所必备的学识、能力、品德和风格，最终将护士职业心理素质内化为自身特有的新素质。

（三）组织培养

学校的护理职业教育对护士的职业心理素质形成具有重要作用，但职业心理素质的不断发展和完善，还需要医疗机构和其他机构的共同努力。如组织可以开展护理人力资源培训及心理减压课程，帮助护士学会放松和交往技巧，提高对各种应激的心理承受能力、提高护士对应对方式的认识和应对技巧的掌握，提高护士个体处理问题及调控情绪的能力，从而提高护士的心理健康水平，并提高护理质量。

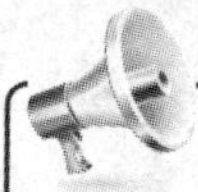

知识链接

护士心理素质量表

张莉等通过因素分析，在国内首次确定了护士心理素质的结构，包括五个维度、19 个成分，分别是心理能力（思维能力、调控力、记忆力、语言表达、果断力、自我意识、观察力）、心理品格（职业道德、善良爱心、同情心）、心理动力（求知欲、敬业奉献和顽强意志）、自我适应（稳定情绪、理智性、心身协调）和环境适应（自律性、人际交往、细致吃苦）。该量表可广泛运用于护理领域，在对护士开展针对性的心理素质培养和评估以及心理健康教育方面具有理论和实践上的指导意义。

单元小结

本单元的学习，主要是让学生了解护士职业心理素质的内涵及影响因素；明白护理实践中应激对健康的影响，学会应对的方法；同时能根据护士职业心理素质的要求，适应时代发展，在日常护理工作中，不断加强职业心理素质的培养，提高能力和水平，以更好地用自己的热心、耐心、细心、关心和责任心为每一位患者提供优质服务。

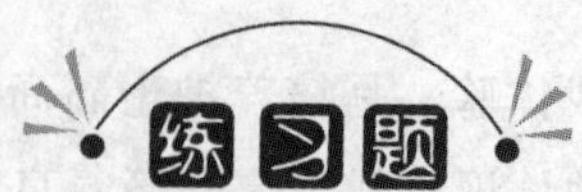

一、单项选择题（A_1 型题）

1.“护士角色人格”概念区别于“角色人格”概念的关键词是（　　）

A. 相似性　　B. 特异性　　C. 职业性

D. 灵活性　　E. 适应性

2. 属于护士角色人格内涵的词汇是（　　）

A. 忠于职守　　B. 崇高　　C. 坦诚

D. 无私奉献　　E. 善良

3. 护士心身健康的决定性因素是（　　）

A. 个体特质　　B. 职业心态　　C. 嘈杂环境

D. 工作压力　　E. 成就动机

4. 被心理学家视为“解除心理压力的最常用、最有效办法”是（　　）

A. 较剧烈身体运动　　B. 听音乐　　C. 棋牌类游艺

D. 健身操　　E. 阅读

二、填空题

1. 影响护士职业心理素质的因素，主要包括________、________、________和________等四个方面。

2. 护士个体对应激源的反应分为以下四个方面：________、________、________、________。

3. 护士应具备的心理素质，包括________、________、________、________和________。

4. 护理工作应激是指护理工作中的________与护士的________、________素质不相适应的一种________状态。

三、简答题

1. 简述角色人格与护士角色人格的概念。

2. 简述护理工作中常见的应激源有哪些。

3. 简述护士应具备的职业心理素质有哪些。

（刘向京）

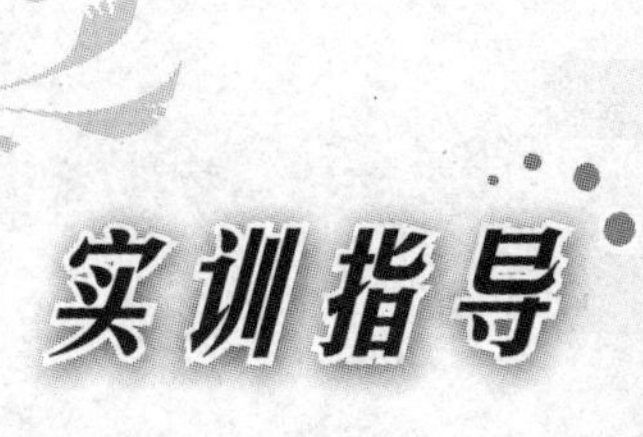

实训指导

实训一 记忆广度实验

【目的】 测量个体对数字的记忆广度。

【器材】 BD－Ⅱ－407 型记忆广度测试仪（memory span tester）适用于心理特点测定中的数字记忆广度试验和提高记忆力的训练。并具有同时测量被试视觉、记忆、反映速度三者结合能力的功能，是一种常用的心理学测量仪器。

【方法】 用最小变化法测量记忆广度。

1. 主试根据需要方便地改变操作内容。按“编码”键，码Ⅰ、码Ⅱ指示灯及选择编码相互转换，相应码Ⅱ灯亮时，表示记忆材料选编码Ⅱ。按“显示”键，计时、计分指示灯及相应显示内容相互转换，计时灯亮时，六位数码管显示计时和计错。按“方式”键，选择顺答方式。

2. 被试按下键盘盒上的回车键“*”，仪器自动提取一个三位数组。被试见到键盘上回答灯亮时，用键盘按选定方式回答所记忆的数字，回答正确，回答灯灭，计 0.25 分，被试再按下回车键，仪器马上又提取下一个数组，再次回答。如 4 个数组都答对，计 1 分，位长自动 +1。按回车键后，仪器提取下一位组的第一个数组。如果回答有错，仪器响一下蜂鸣，答错灯亮，计错一次。被试记不住显示的数码，按下任一数字键，仪器响蜂鸣提示出错，再按下回车键，仪器也马上提取下一组数码。如此循环，直到仪器出现停机长蜂鸣，测试结束。（过程中，每回答错一组数计错一次，被试如连续答错八次，仪器自动停机长蜂鸣，测试中断。）

3. 停机长蜂鸣后，显示实验结果。主试改变显示状态，记录被试测试成绩。

4. 进行完顺答后再进行逆答，分别记录下相关的数据。

【实验报告】 确定自己的记忆广度水平。

实训二 气质类型问卷调查实验

【目的】 通过回答问卷，在掌握测验方法的同时，了解自己的气质类型，并进行自我评价。

【材料】　气质问卷量表（附表1）、气质类型记分表（附表2）、铅笔。

【方法】　根据气质问卷量表所列题目，学生各自逐一回答，并计算和评价结果。

【评定标准】　如果某一类气质得分明显高出其他三种，均高出4分以上，则可定为该类气质，如果该型气质得分超过20分，则为典型性，在10～20分之间，则为一般型。

两种气质类型得分接近，其差异低于3分，而且又高于其他两种类型4分以上，则可定为这两种气质的混合型。

三种气质得分均高于第四种，而且接近，则为三种气质的混合型。

【实验报告】　确定自己的气质类型。分析自己有哪些积极和消极因素，以利于人格的完善。

附表1　气质问卷量表

下面60道题可以帮助你大致确定自己的气质类型。在回答这些问题时，你认为：

很符合自己情况的	记2分
比较符合的	记1分
介于符合与不符合之间的	记0分
比较不符合的	记－1分
完全不符合的	记－2分

1. 做事力求稳妥，不做无把握事。
2. 遇到生气的事就怒不可遏，想把心里话全说出来才痛快。
3. 宁肯一个人干事，不愿很多人在一起。
4. 到一个新环境很快就能适应。
5. 厌恶那些强烈的刺激，如尖叫、噪音、危险镜头等。
6. 和人争吵时，总是先发制人、喜欢挑衅。
7. 喜欢安静的环境。
8. 善于和人交往。
9. 羡慕那种善于克制自己感情的人。
10. 生活有规律，很少违反作息制度。
11. 在多数情况下情绪是乐观的。
12. 碰到陌生人觉得很拘束。
13. 遇到令人气愤的事，能很好地自我克制。
14. 做事总是有旺盛的精力。
15. 遇到问题常常举棋不定，优柔寡断。
16. 在人群中从不觉得过多拘束。
17. 情绪高昂时，觉得干什么事都有趣，情绪低落时，又觉得什么都没有意思。
18. 当注意力集中于某一事物时，别的事物很难使我分心。
19. 理解问题总比别人快。

20. 碰到危险情景时，常有一种极度恐怖感。
21. 对学习、工作、事业怀有很高的热情。
22. 能够长时间做枯燥、单调的工作。
23. 符合兴趣的事情、干起来劲头十足，否则就不想干。
24. 一点小事就能引起情绪波动。
25. 讨厌做那种需要耐心、细致的工作。
26. 与人交往不卑不亢。
27. 喜欢参加热烈的活动。
28. 爱看感情细腻，描写人物内心活动的文学作品。
29. 工作学习时间长了，常感到厌倦。
30. 不喜欢长时间谈论某一个问题，愿意实际动手干。
31. 宁愿侃侃而谈，不愿窃窃私语。
32. 别人说我总是闷闷不乐。
33. 理解问题常比别人慢些。
34. 疲倦时只要短暂的休息就能精神抖擞，重新投入工作。
35. 心里有话，宁愿自己想，不愿说出来。
36. 认准一个目标就希望尽快实现，不达目的，誓不罢休。
37. 同样和别人学习、工作一段时间后，常比别人更疲倦。
38. 做事有些莽撞，常常不考虑后果。
39. 老师或师傅讲授新知识、技术时，总希望他讲慢些，多重复几遍。
40. 能够很快地忘记那些不愉快的事情。
41. 做作业或完成一件工作总比别人花的时间多。
42. 喜欢运动量大的剧烈体育活动，或参加各种文艺活动。
43. 能很快地把注意力从一件事转移到另一件事上去。
44. 接受一个任务后，就希望把它迅速解决。
45. 认为墨守成规比冒风险要强些。
46. 能够同时注意几件事物。
47. 当我烦闷的时候，别人很难使我高兴起来。
48. 爱看情节起伏跌宕、激动人心的小说。
49. 对工作抱认真严谨、始终一贯的态度。
50. 和周围人们的关系总是相处不好。
51. 喜欢复习学习过的知识，重复做已经掌握的工作。
52. 希望做变化大、花样多的工作。
53. 小时候会背的诗歌，我似乎比别人记的清楚。
54. 别人说我“语出伤人”，可我并不觉得这样。
55. 在体育活动中，常因反应慢而落后。
56. 反应敏捷，头脑机智。
57. 喜欢有条理而不甚麻烦的工作。

58. 兴奋的事常常使我失眠。
59. 老师讲新概念，常常听不懂，但是弄懂以后就很难忘记。
60. 工作枯燥无味，马上就会情绪低落。

附表 2　气质类型计分表

胆汁质	题号	2	6	9	14	17	21	27	31	36	38	42	48	50	54	58	总分
	得分																
多血质	题号	4	8	11	16	19	23	25	29	34	40	44	46	52	56	60	总分
	得分																
黏液质	题号	1	7	10	13	18	22	26	30	33	39	43	45	49	55	57	总分
	得分																
抑郁质	题号	3	5	12	15	20	24	28	32	35	37	41	47	51	53	59	总分
	得分																

计算结果　你的气质是：

实训三　症状自评量表（SCL－90）调查实验

症状自评量表（SCL－90）

指导语：以下表格中列出了有些人可能有的病痛或问题，请仔细阅读每一条，然后根据最近一星期以内下列问题影响您或使您感到苦恼的程度，在方格内选择最合适的一格，划一个“√”请不要漏掉问题。

	从无	轻度	中度	偏重	严重
1. 头痛。	□	□	□	□	□
2. 神经过敏，心中不踏实。	□	□	□	□	□
3. 头脑中有不必要的想法或字句盘旋。	□	□	□	□	□
4. 头昏或昏倒。	□	□	□	□	□
5. 对异性的兴趣减退。	□	□	□	□	□
6. 对旁人责备求全。	□	□	□	□	□
7. 感到别人能控制您的思想。	□	□	□	□	□
8. 责怪别人制造麻烦。	□	□	□	□	□
9. 忘记性大。	□	□	□	□	□
10. 担心自己的衣饰整齐及仪态的端庄。	□	□	□	□	□
11. 容易烦恼和激动。	□	□	□	□	□
12. 胸痛。	□	□	□	□	□
13. 害怕空旷的场所或街道。	□	□	□	□	□

14. 感到自己的精力下降，活动减慢。 □ □ □ □ □
15. 想结束自己的生命。 □ □ □ □ □
16. 听到旁人听不到的声音。 □ □ □ □ □
17. 发抖。 □ □ □ □ □
18. 感到大多数人都不可信任。 □ □ □ □ □
19. 胃口不适。 □ □ □ □ □
20. 容易哭泣。 □ □ □ □ □
21. 同异性相处时感到害羞不自在。 □ □ □ □ □
22. 感到受骗，中了圈套或有人想抓住您。 □ □ □ □ □
23. 无缘无故地突然感到害怕。 □ □ □ □ □
24. 自己不能控制地大发脾气。 □ □ □ □ □
25. 怕单独出门。 □ □ □ □ □
26. 经常责怪自己。 □ □ □ □ □
27. 腰痛。 □ □ □ □ □
28. 感到难以完成任务。 □ □ □ □ □
29. 感到孤独。 □ □ □ □ □
30. 感到苦闷。 □ □ □ □ □
31. 过分担忧。 □ □ □ □ □
32. 对事物不感兴趣。 □ □ □ □ □
33. 感到害怕。 □ □ □ □ □
34. 您的感情容易受到伤害。 □ □ □ □ □
35. 旁人能知道您的私下想法。 □ □ □ □ □
36. 感到别人不理解您，不同情您。 □ □ □ □ □
37. 感到人们对您不友好，不喜欢您。 □ □ □ □ □
38. 做事必须做得慢以保证做得正确。 □ □ □ □ □
39. 心跳得很厉害。 □ □ □ □ □
40. 恶心或胃部不舒服。 □ □ □ □ □
41. 感到比不上他人。 □ □ □ □ □
42. 肌肉酸痛。 □ □ □ □ □
43. 感到有人在监视您、谈论您。 □ □ □ □ □
44. 难以入睡。 □ □ □ □ □
45. 做事必须反复检查。 □ □ □ □ □
46. 难以做出决定。 □ □ □ □ □
47. 怕乘电车、公共汽车、地铁或火车。 □ □ □ □ □
48. 呼吸有困难。 □ □ □ □ □
49. 一阵阵发冷或发热。 □ □ □ □ □
50. 因为感到害怕而避开某些东西、场合。 □ □ □ □ □
51. 脑子变空了。 □ □ □ □ □

52. 身体发麻或刺痛。	□	□	□	□	□
53. 喉咙有梗塞感。	□	□	□	□	□
54. 感到前途没有希望。	□	□	□	□	□
55. 不能集中注意。	□	□	□	□	□
56. 感到身体的某一部分软弱无力。	□	□	□	□	□
57. 感到紧张或容易紧张。	□	□	□	□	□
58. 感到手或脚发重。	□	□	□	□	□
59. 想到死亡的事。	□	□	□	□	□
60. 吃得太多。	□	□	□	□	□
61. 当别人看着您或谈论您时感到不自在。	□	□	□	□	□
62. 有一些不属于您自己的想法。	□	□	□	□	□
63. 有想打人或伤害他人的冲动。	□	□	□	□	□
64. 醒得太早。	□	□	□	□	□
65. 必须反复洗手、点数。	□	□	□	□	□
66. 睡得不稳不沉。	□	□	□	□	□
67. 有想摔坏或破坏东西的想法。	□	□	□	□	□
68. 有一些别人没有的想法。	□	□	□	□	□
69. 感到对别人神经过敏。	□	□	□	□	□
70. 在商店或电影院等人多的地方感到不自在 。	□	□	□	□	□
71. 感到任何事情都很困难。	□	□	□	□	□
72. 一阵阵恐惧或惊恐。	□	□	□	□	□
73. 感到在公共场合吃东西很不舒服。	□	□	□	□	□
74. 经常与人争论。	□	□	□	□	□
75. 单独一人时神经紧张。	□	□	□	□	□
76. 别人对您的成绩没有做出恰当的评价。	□	□	□	□	□
77. 即使和别人在一起也感孤单。	□	□	□	□	□
78. 感到坐立不安、心神不定。	□	□	□	□	□
79. 感到自己没有什么价值。	□	□	□	□	□
80. 感到熟悉的东西变成陌生或不像是真的。	□	□	□	□	□
81. 大叫或摔东西。	□	□	□	□	□
82. 害怕会在公共场所昏倒。	□	□	□	□	□
83. 感到别人想占您的便宜。	□	□	□	□	□
84. 为一些有关性的想法而很苦恼。	□	□	□	□	□
85. 您认为应该因为自己的过错而受到惩罚。	□	□	□	□	□
86. 感到要很快把事情做完。	□	□	□	□	□
87. 感到自己的身体有严重问题。	□	□	□	□	□
88. 从未感到和其他人很亲近。	□	□	□	□	□
89. 感到自己有罪。	□	□	□	□	□

90. 感到自己的脑子有毛病。 □ □ □ □ □

1. 使用方法 在开始评定时，由工作人员先把总的评分方法和要求向被检测者讲清楚，待他完全明白后，做出独立的、不受任何人影响的自我评定。对于文化程度低的自评者或其他特殊情况者，可由工作人员逐条念给他听，并且以中性的不带任何暗示和偏向的方式，把问题的本意告诉他，评定的时间，可以是一个特定的时间，通常是评定一周以来的时间。

2. 评定方法 采取5级评分制（1～5级），“1”无；“2”轻度；“3”中度；“4”偏重；“5”严重。凡是自评者认为是“无”的均给予1分，无反向评分项目。

3. 分析评定指标 SCL－90的分析统计指标主要为两项，即总分与因子分。

（1）总分 它是90个项目的得分之和，反映病情严重程度，总分变化反映病情演变。

总均分：总均分＝总分/90，表示从总体情况看该被试的自我感觉介于1～5级间哪一个范围内。

阳性项目数：是指评为2～5分的项目数，表示病人在多少项目中呈现“有症状”。

阴性项目数：是指评为1分的项目数，表示病人“无症状”项目的多少。

阳性症状平均分：阳性症状平均分＝（总分－阴性项目数）/阳性项目数，表示每个“有症状”项目的平均得分。从中可以看出被试自我感觉不佳的一些项目范围内的症状严重程度。

（2）因子分 SCL－90包括10个因子，每一个因子反映出病人的某方面症状痛苦情况，通过该分可了解症状分布特点。其计算公式如下：

因子分＝组成某一因子的各项目总分/组成某一因子的项目数

10个因子定义及所含项目为：

躯体化：共12项，包括1、4、12、27、40、42、48、49、52、53、56、58。该因子主要反映身体不适感如头痛、背痛、肌肉酸痛以及焦虑等其他症状。

强迫症状：共10项，包括3、9、10、28、38、45、46、51、55、65。主要指那些明知没有必要，却又无法克服的无意义的思想，冲动和行为及一些较一般的认知障碍的行为表现等。

人际关系敏感：共9项，包括6、21、34、36、37、41、61、69、73。指在人际关系中的自卑感，明显的不自在和消极的期待等。

忧郁：共13项，包括5、14、15、20、22、26、29、30、31、32、54、71、79。以苦闷的情感与心境为代表症状，还有生活兴趣的减退、动力缺乏、活力丧失等特征，还包括有关死亡的思想和自杀的观念等。

焦虑：共10项，包括2、17、23、33、39、57、72、78、80、86。一般指那些烦躁、坐立不安、神经过敏、紧张以及由此产生的躯体表现。测定游离不定的焦虑及惊恐发作是本因子的主要内容，还包括一项“解体”感受的项目。

敌对：共6项，包括11、24、63、67、74、81。主要从思想、情感及行为3个方面来反映敌对的表现，其项目包括厌烦的感觉、摔物、争论直到不可控制的脾气爆发等各方面。

恐怖：共7项，包括13、25、47、50、70、75、82。恐惧的对象包括出门旅行、空旷场地、人群或公共场所和交通工具，还有反映社交恐怖的一些项目。

偏执：共6项，包括8、18、43、68、76、83。本因子主要包括了偏执性思维、投射性思维、敌对、猜疑、妄想、被动体验和夸大等。

精神病性：共10项，包括7、16、35、62、77、84、85、87、88、90。反映各式各样的急性症状和行为，其中有幻听、思维播散、被控制感、思维被插入等反映精神分裂样症状项目。

其他：包括19、44、59、60、64、66、89共7个项目，未归入任何因子，作为第10个因子来处理，以便使各因子之和等于总分。主要反映睡眠和饮食情况。

实训四 焦虑自评量表（SAS）调查实验

焦虑自评量表从量表构造的形式到具体评定的方法，都与抑郁自评量表（SDS）十分相似，是一种分析病人主观症状的相当简便的临床工具。适用于具有焦虑症状的成年人，具有广泛的应用性。

焦虑自评量表（SAS）

填表注意事项：下面有20条文字，请仔细阅读每一条，把意思弄明白，然后根据您最近一星期的实际感觉，在适当的方格里划一个钩，每一条文字后有4个方格，表示：A，没有或很少时间；B，少部分时间；C，相当多时间；D，绝大部分或全部时间。

	A	B	C	D
1. 我觉得比平常容易紧张和着急。	□	□	□	□
2. 我无缘无故地感到害怕。	□	□	□	□
3. 我容易心里烦乱或觉得惊恐。	□	□	□	□
4. 我觉得我可能将要发疯。	□	□	□	□
*5. 我觉得一切都很好，也不会发生什么不幸。	□	□	□	□
6. 我手脚发抖打颤。	□	□	□	□
7. 我因为头痛，颈痛和背痛而苦恼。	□	□	□	□
8. 我感觉容易衰弱和疲乏。	□	□	□	□
*9. 我觉得心平气和，并且容易安静坐着。	□	□	□	□
10. 我觉得心跳很快。	□	□	□	□
11. 我因为一阵阵头晕而苦恼。	□	□	□	□
12. 我有晕倒发作或觉得要晕倒似的。	□	□	□	□
*13. 我呼气吸气都感到很容易。	□	□	□	□

14. 我手脚麻木和刺痛。	□	□	□	□
15. 我因为胃痛和消化不良而苦恼。	□	□	□	□
16. 我常常要小便。	□	□	□	□
*17. 我的手常常是干燥温暖的。	□	□	□	□
18．我脸红发热。	□	□	□	□
*19. 我容易入睡并且一夜睡得很好。	□	□	□	□
20．我做恶梦。	□	□	□	□

注：*者为反向计分

1. 使用方法 表格由评定对象自行填写，在填写前要让被试把整个量表的每个问题的含义及填写方法弄明白，然后做出独立的、不受任何人影响的自我评定，并在适当的栏目下划钩。如遇特殊情况（文化程度低不理解或看不懂题者），可由工作人员逐条念给他听，由评定者独自做出评定。一次评定一般可在10min内完成。评定中要特别注意：①评定时间为过去1周，且自评者不要漏评或在相同的项目里重复划钩。②要让被试理解反向评分的各题（题中有*号者）。如被试不能真正理解反向评分题的含义及填写方法，会直接影响统计结果。

2. 项目及评分方法 焦虑自评量表包括20个问题，分别调查20项症状。SAS采用4级评分。在20个题目中，有5个题目（5、9、13、17、19）为反向评分（依次评分为4、3、2、1），其余15题均为正向评分（依次评分为1、2、3、4）。

3. 结果分析 将20个题的得分相加便得到粗分，用粗分乘以1.25得到标准分，取整数部分。中国常模SAS总粗分正常上限为40分，标准总分的正常上限为50分。分数越高，焦虑程度越重。

实训五 抑郁自评量表（SDS）调查实验

从量表的构造、形式到具体的评定方法，都与SAS十分相似。抑郁自评量表主要用于成年人衡量抑郁程度的轻重及其在治疗中的变化情况。其特点为使用方便，能直观地反映抑郁病人的主观感受，但对严重迟缓症状的抑郁评定有困难。

抑郁自评量表（SDS）

填表注意事项：下面有20条文字，请仔细阅读每一条，把意思弄明白，然后根据您最近一星期的实际感觉，在适当的方格里划一个钩，每一条文字后有4个方格，表示：A，没有或很少时间；B，少部分时间；C，相当多时间；D，绝大部分或全部时间。

	A	B	C	D
1. 我感到情绪沮丧，郁闷。	□	□	□	□
2. 我感到早晨心情最好。	□	□	□	□

3. 我要哭或想哭。 □ □ □ □
4. 我夜间睡眠不好。 □ □ □ □
*5. 我吃饭像平时一样多。 □ □ □ □
*6. 我的性功能正常。 □ □ □ □
7. 我感到体重减轻。 □ □ □ □
8. 我有便秘的苦恼。 □ □ □ □
9. 我的心跳比平时快。 □ □ □ □
10. 我无缘无故地感到疲劳。 □ □ □ □
*11. 我的头脑像往常一样清楚。 □ □ □ □
*12. 我做事情像平时一样不感到困难。 □ □ □ □
13. 我坐卧不安，难以保持平静。 □ □ □ □
*14. 我对未来感到有希望。 □ □ □ □
15. 我比平时更容易激怒。 □ □ □ □
*16. 我觉得决定什么事很容易。 □ □ □ □
*17. 我感到自己是有用的和不可缺少的人。 □ □ □ □
*18. 我的生活很有意义。 □ □ □ □
19. 假若我死了别人会过得更好。 □ □ □ □
*20. 我仍旧喜爱自己平时喜爱的东西。 □ □ □ □

1. 使用方法 参见 SAS 的评定方法。

2. 项目及评分方法 抑郁自评量表包括 20 个问题，每一个问题相当于一个有关的症状。SDS 也采用 4 级评分，主要评定症状出现的频度。让被试根据近 1 周的实际情况，在相应的栏目下划钩。评分标准：“1” 没有或很少时间；“2” 小部分时间；“3” 相当多的时间；“4” 绝大部分或全部时间。若为正向评分，得分依次为 1、2、3、4、反向评分则为 4、3、2、1。

3. 结果分析 将 20 个题的得分相加便得到粗分，用粗分乘以 1.25 得到标准分，取整数部分。中国常模为 SDS 总粗分正常上限为 41 分，标准总分正常上限为 51 分。分数越高，抑郁程度越重。

SAS 与 SDS 的评估标准

SAS		SDS	
程度	标准分	程度	标准分
正常范围	≤50	正常范围	≤51
轻度焦虑	51 ~ 59	轻度抑郁	52 ~ 59
中度焦虑	60 ~ 69	中度抑郁	60 ~ 69
重度焦虑	≥70	重度抑郁	≥70

实训六 放松疗法训练

【目的】 体验躯体肌肉紧张与放松的不同感受，学会如何使自身肌肉放松，以便达到全身松弛，消除不适。

【器材】 录音机、放松磁带。

【方法】 保持环境安静，光线柔和，录音机音量适中。取坐位，按指示语依次逐步放松全身肌肉。

【实验报告】 写出放松过程对身心感受的影响。

【放松训练指导语】

指导语：准备好了吗？好，现在深深地吸气，慢慢地呼气，再来一遍，深深地吸气，慢慢地呼气，再来一遍，深深地吸气，慢慢地呼气，好！

春天来了，一片鸟语花香的美丽景色，你静静地躺在床上，心情舒适而愉快地享受春天带给你的欢乐与愉悦。一束温暖的阳光暖暖地照在你的头顶，你觉得头部放松了，特别地安逸舒服，这股暖流从整个头部慢慢地流向你的额头，你紧锁的眉头舒展开了（请你仔细体会一下眉头舒展之后的放松的感觉，你觉得好舒服好轻松），你觉得额头凉丝丝的，脸上的每一块肌肉都特别地放松，你觉得舒服极了。

这股暖流从整个头部流到颈部、颈椎，你觉得颈部放松了，颈椎放松了，血液流动非常流畅，慢慢的这股暖流流向你的双肩，你的双肩放松了，每一块肌肉都得到放松，特别地舒展，血液很流畅，暖暖的，非常舒服。

这种温暖的感觉流向你的前臂，你的前臂放松了，又慢慢的流向你的小臂，你的小臂放松了，然后顺着你的手掌心慢慢流向你的手指尖，你的手心暖暖的，请你体验一下手心温暖的感觉，非常地温暖，非常地放松。你再重新体验一下这股暖流从头顶慢慢流向你的双眉、额头、脸部的每一块肌肉都得到了放松，顺着你的颈部、颈椎、双肩一直流向你的手指尖，所有的疲惫都从你的手指尖流走了。

这股暖流流向你的前胸后背，整个前胸后背的肌肉都特别地放松，你胃里的不舒服、炎症在慢慢地消除，你的感觉好极了，腰部非常地舒服，非常地放松。整个髋关节都非常地放松，臀部的每一块肌肉都得到彻底的放松，这股暖流从你的头部慢慢的流向你的额头、双眉，你脸上的每一块肌肉都特别地舒展，你的颈部、颈椎、腰部都特别地舒服，整个身体都感觉非常地放松，请你体会一下这种放松后的舒服愉快的感觉。请你把注意力注意到你的前额，你的前额非常地放松，你试试看，体验一下这种舒服愉快的感觉。你紧锁的双眉舒展开了，你的前额凉丝丝的，头脑空空的，你的大脑中的每一个神经细胞都得到了最好的休息，你的精神非常地愉快、放松，心身舒畅。

现在请你把注意力集中到你的大腿上，这股暖流慢慢地流向你的大腿，你大腿上的每一块肌纤维都非常地放松，你的膝关节也放松了，这股暖流顺着你的膝关节慢慢地流向你的小腿，你的小腿放松了，踝关节放松了，脚后跟脚掌心非常放松，体验一下脚掌心那舒适放松的感觉，非常地舒适，慢慢地这股暖流流向你的脚趾尖，你的脚趾尖非常地放松。

现在从头到脚再来一遍

现在你的头部放松了，体验一下头部放松的感觉。

你紧锁的眉头放松了，紧锁的眉头舒展开了。

你的颈部放松了，你的颈椎放松了，你的双肩也放松了，你的手臂放松了，一股暖流顺着你的手臂流向你的手心、流向你的手指尖，所有的疲惫、烦恼都从你的手指尖流走了。当这种烦恼和疲惫都消失了的时候，你有一种无拘无束的感觉，你的感觉真的好极了。

你的胸部放松了，你的躯干放松了，尤其是你的颈部、颈椎、双肩、腰部都非常的放松，你体验到一种从未有过的放松感觉。你的髋关节放松了，你的臀部放松了，你身上所有的肌肉都非常非常地放松，请你慢慢地体验，好舒服，好轻松！

现在你觉得浑身放松，心情舒畅，就像躺在湖面上随风飘荡的小船上一样，暖风徐徐吹过你的整个身躯，还有一丝淡淡的水草的香味，你闭上眼睛，深深地陶醉在这片水波荡漾的美丽风景，你觉得心胸特别地宽广，心情特别。愉快！全身的肌肉非常地放松。好，现在请你慢慢体验一下这种放松后愉悦的感觉。

现在你觉得浑身特别特地放松，心情特别特别地愉快，你觉得舒服极了！

现在你觉得浑身都充满了力量，心情特别地愉快，你的头脑清醒，思维敏捷，反应灵活，眼睛也非常地有神气，你特别想下来走走，散散步，听听音乐。

准备好了吗？好，请你慢慢地睁开眼睛，你觉得头脑清醒，思维敏捷，浑身都充满了力量，你想马上起来出去散散步。

教学大纲

一、课程的性质、任务

《护理心理学》是全国医药中等职业教育护理类专业“十二五”规划教材，是中等卫生职业教育护理类专业的一门必修课。是运用心理学的理论，研究护理人员和护理对象在护理情境下的心理现象及其规律、特点，解决护理实践中护理人员和护理对象的心理问题，以实施最佳护理的一门应用学科。其主要任务是使学生在具有一定科学文化知识的基础上，对心理学基本知识有初步的认识和了解，同时掌握临床心理评估常用的方法以及临床心理护理的基本知识和基本操作技能，使学生把护理学的知识技能与心理学的知识技能有机地结合起来，为在临床护理实践中，在维护和促进自身心身健康的同时，适应现代护理发展需要，实现优质高效为患者服务奠定基础。

二、教学目的与要求

护理心理学是医学心理学的重要分支，也是护理学的重要分支，是适应现代护理发展及服务对象需求诞生的一门应用科学。它研究的对象是护理工作中的心理问题，包括护理对象和护理人员两个方面。在新的医学模式中，心理护理已经是整体护理的重要组成部分，护理心理问题也是护理人员在实践中必须正确面对和认真解决的问题。学习护理心理学，目的是使学生在系统学习护理心理学理论的基础上，掌握心理护理的技术和方法，并用这些理论和方法解决临床护理过程中遇到的心理问题，达到优质护理的目标。要求学生明确护理心理学的概念、研究对象及范围，了解心理学基础知识、心理健康的理论、护士职业心理素质要求。熟悉临床心理护理的理论，重点掌握临床心理评估、咨询、治疗、应激应对及心理危机干预、不同年龄患者心理护理、常见躯体疾病患者心理护理、心身疾病患者心理护理的知识和技能。

三、教学时间分配

单元	教学内容	学时数		
		理论	实践	合计
一	绪论	2	0	2

续表

单元	教学内容	学时数		
		理论	实践	合计
二	心理学基础	6	0	6
三	心理健康	2	0	2
四	心理应激与心理危机干预	4		4
五	心理评估、咨询与治疗	4	2	6
六	心理护理	4		4
七	临床患者的心理护理	6		6
八	护理职业心理素质及其培养	4	0	4
	机动		2	2
	合 计	32	4	36

四、教学内容和要求

教学内容	教学要求				教学活动	课时分配		
	了解	理解	掌握	熟练掌握		理论	实践	小计
第一单元　绪论								
第一节　护理心理学的概念、对象与范围								
一、护理心理学概念			√					
二、护理心理学的研究对象		√			理论讲授			
三、护理心理学的研究范围		√						
第二节　护理心理学的发展概况								
一、国外护理心理学发展概况	√				多媒体演示			
二、我国护理心理学发展概况	√					2		2
第三节　护理心理学的研究方法		√						
第四节　学习护理心理学的意义								
一、适应医学模式的转变		√			案例分析			
二、有助于提高护理质量		√						
三、提高护理心理评估和心理干预能力		√						
四、提高心理健康教育水平		√						
五、提高护士职业心理素质		√						

续表

教学内容	教学要求				教学活动	课时分配		
	了解	理解	掌握	熟练掌握		理论	实践	小计
第二单元　心理学基础知识					理论讲授 多媒体演示 案例分析 作业	6		6
第一节　心理现象和心理实质								
一、心理现象			√					
二、心理实质				√				
第二节　心理过程								
一、认识过程		√						
二、情绪情感过程			√					
三、意志过程			√					
第三节　人格								
一、人格概述			√					
二、人格心理倾向				√				
三、人格心理特征				√				
第三单元　心理健康					理论讲授 多媒体演示 案例分析	2		2
第一节　心理健康概述								
一、心理健康的概念			√					
二、心理健康的标准			√					
三、正常与异常心理的判断标准		√						
第二节　心理健康的影响因素								
一、影响心理健康的生物因素		√						
二、影响心理健康的社会因素		√						
第三节　不同年龄段的心理健康								
一、胎儿心理健康		√						
二、乳儿心理健康		√						
三、婴儿心理健康		√						
四、幼儿心理健康		√						
五、儿童心理健康		√						
六、青春期心理健康		√						
七、青年心理健康		√						
八、中年人心理健康		√						
九、老年人心理健康		√						

续表

教学内容	教学要求				教学活动	课时分配		
	了解	理解	掌握	熟练掌握		理论	实践	小计
第四单元　心理应激与心理危机干预					理论讲授 多媒体演示 案例分析	4		4
第一节　心理应激								
一、心理应激的概念		√						
二、应激源及其分类		√						
三、心理应激过程			√					
四、心理应激与健康				√				
第二节　应激反应与应对								
一、应激反应			√					
二、应对应激的方法				√				
第三节　心理危机的干预								
一、心理危机干预概述		√						
二、心理危机的分类			√					
三、心理危机干预的原则及方法				√				
四、患者心理危机干预中应注意的问题			√					
第五单元　心理评估、咨询与治疗					理论讲授 多媒体演示 案例分析 实践培训	4	2	6
第一节　心理评估								
一、心理评估概述	√							
二、心理评估的方法		√						
三、心理测验			√					
第二节　心理咨询								
一、心理咨询概述	√							
二、心理咨询的技术				√				
三、心理咨询的程序				√				
第三节　心理治疗								
一、心理治疗概述	√							
二、心理治疗的程序			√					
三、常用心理治疗方法				√				

续表

教学内容	教学要求				教学活动	课时分配		
	了解	理解	掌握	熟练掌握		理论	实践	小计
第六单元　心理护理								
第一节　心理护理概述								
一、心理护理的概念		√						
二、心理护理的原则			√					
三、心理护理的地位和作用			√		理论讲授			
第二节　心理护理要素								
一、心理护理的基本要素			√		多媒体演示			
二、心理护理基本要素的作用		√				4		4
三、护理人员临床心理护理的职责范围		√						
第三节　心理护理实施程序								
一、心理护理的评估			√		案例分析			
二、心理护理的诊断			√					
三、心理护理的计划			√		作业			
四、心理护理的实施				√				
五、心理护理的评价			√					
第七单元　临床患者的心理护理								
第一节　临床患者的心理变化及心理需要								
一、患者常见心理变化		√						
二、患者常见心理问题		√						
三、患者的心理需要			√					
第二节　不同年龄患者的心理护理								
一、儿童患者的心理护理			√					
二、青年患者的心理护理			√					
三、中年患者的心理护理			√					
四、老年患者的心理护理			√					
第三节　常见躯体疾病患者的心理护理						6		6
一、疼痛患者的心理护理			√					
二、急危重症患者的心理护理			√					
三、传染病患者的心理护理			√					
四、慢性病患者的心理护理				√				
五、临终患者的心理护理				√				
六、残障患者的心理护理				√				
七、手术治疗患者的心理护理			√					
第四节　心身疾病患者的心理护理								
一、心身疾病概述		√						
三、心身疾病的心理护理				√				

续表

教学内容	教学要求				教学活动	课时分配		
	了解	理解	掌握	熟练掌握		理论	实践	小计
第八单元　护士职业心理素质及其优化								
第一节　护士职业心理素质概述					理论讲授 多媒体演示 案例分析 作业			
一、护士职业心理素质的概念与种类		√						
二、影响护士职业心理素质因素		√						
第二节　护士职业中常见的应激								
一、护士职业中常见的应激源		√				4		4
二、应激对护士心身健康的影响			√					
三、护理职业中应对应激的方法				√				
第三节　护士职业心理素质及其培养								
一、护士应具备的良好职业心理素质			√					
二、护士良好职业心理素质的培养				√				
机动：							2	2
附录：实践部分								
实训一　记忆广度实验								
实训二　气质类型问卷调查实验								
实训三　症状自评量表（SCL－90）调查实验								
实训四　焦虑自评量表（SAS）调查实验								
实训五　抑郁自评量表（SDS）调查实验								
实训六　放松疗法训练								
附：教学大纲								

五、大纲说明

（一）本教学大纲主要供中等卫生职业教育护理类各专业教学使用，总学时为36学时，其中理论教学32学时，实践教学4学时。

（二）教学要求

（1）本课程对理论部分教学要求分为了解、理解、掌握、熟练掌握四个层次。了解：指对基本知识、基本理论有一定的认识或有大致的印象。理解：是在了解的基础上，对所学知识能够较全面的理解其原理。掌握：对基本知识、基本理论有较深刻的认识，能运用所学的知识解决实际问题。熟练掌握：指能够深刻领会概念、原理的含义，能够记忆主要知识要点，在实践中熟练运用知识解决实际问题。

（2）本课程重点突出以能力为本位、以学生为主体的教育教学理念，在实践技能方面分为学会、掌握和熟练掌握三个层次。学会：是指在教师的指导下学生能够进行实验操作和应用相应的心理学方法。掌握：是指学生能够在教师指导下独立完成相应的心理实验，能够对结果进行分析。熟练掌握：要求学生能够综合运用所学知识解析实验结果，对常见病例进行分析，学会解决护理实践中常见的问题。

（三）教学建议

（1）教师在教学中应理论联系实际，激发学生的学习兴趣，调动学生的积极性和主动性，鼓励学生创新思维，引导学生综合运用所学的知识独立解决实际问题。

（2）教师可采用灵活多样的教学方法，充分利用多媒体辅助教学，突出重点。通过各种有益的课堂活动，引导学生参与教学，实现教与学双向互动，培养学生的科学思维和创新意识，加深对教学内容的掌握和理解，强化学生动手能力和专业实践操作技能训练。

（3）本课程评价应通过课堂提问、作业练习、单元目标测验，案例分析等多元化的方法，从知识、能力和态度等方面评价学生的学习情况，重点强调对学生知识水平和能力水平的综合考核，以期达到教学目标提出的各项要求。

参考答案

第一单元

A_1 型题：1. B　2. C　3. A　4. E　5. A

第二单元

A_1 型题：1. B　2. A

第三单元

A_1 型题：1. C　2. D　3. B　4. A

第四单元

A_1 型题：1. D　2. A　3. C

A_2 型题：4. ABCDE　5. AB　6. ABCD　7. AB

第五单元

A_1 型题：1. C　2. A　3. A　4. A　5. B　6. D　7. C　8. D　9. D　10. A　11. C　12. D　13. A

第六单元

A_1，A_2 型题：1. C　2. B　3. A　4. C　5. E　6. E　7. C

A_3，A_4 型题：8. B

第七单元

A_1，A_2 型题：1. D　2. E　3. B　4. A　5. C　6. D　7. C　8. B　9. D　10. C

A_3，A_4 型题：11. B　12. A　13. A　14. C　15. A　16. D

第八单元

A_1 型题：1. E　2. A　3. B　4. A

注：以上仅提供选择题答案，供参考，其他类型题答案略。

参考文献

[1] 彭聃龄．普通心理学［M］．北京：北京师范大学出版社，2012.
[2] 王垒等译．心理学与生活［M］．北京：人民邮电出版社，2003.
[3] 肖丹．心理学基础［M］．北京：人民卫生出版社，2002.
[4] 蒋继国．护理心理学［M］．北京：人民卫生出版社，2004.
[5] 吴明霞．护航绚烂青春路［M］．重庆：重庆大学出版社，2012.
[6] 王志敏．超越挫折心理学［M］．北京：中国华侨出版社，2012.
[7] 刘晓红．护理心理学［M］．上海：上海科学技术出版社，2010.
[8] 陆斐．心理学基础［M］．北京：科学出版社，2002.
[9] 刘志超．医学心理学［M］．北京：人民卫生出版社，2006.
[10] 张明．认识人性的畸变［M］．北京：科学出版社，2004.
[11] 徐成．护理心理学［M］．长春：吉林科学技术出版社，2011.
[12] 郭念锋．心理咨询师国家职业资格培训教程［M］．北京：民族出版社，2005.
[13] 付晓影．心理学基础［M］．西安：第四军医大学出版社，2010.
[14] 周郁秋．护理心理学［M］．北京：人民卫生出版社，2007.
[15] 杜文东．心理学基础［M］．北京：人民卫生出版社，2007.
[16] 杜昭云．心理学基础［M］．北京：人民卫生出版社，2005.
[17] 胡佩诚．医护心理学［M］．北京：北京医科大学出版社，2002.
[18] 吴玉斌：护理心理学［M］．北京：高等教育出版社，2007.
[19] 何俊康．医护心理学［M］．成都：西南交通大学出版社，2009.
[20] 王颖，张银玲．护理心理学［M］．北京：中国医药科技出版社，2005.
[21] 陈军，刘立新．护理心理学［M］．西安：第四军医大学出版社，2012（2）.
[22] 张贵平．护理心理学［M］．北京：科学出版社，2010.
[23] 汤艳清．护理心理学［M］．上海：上海科学技术出版社，2010.
[24] 李党香等．护士职业应激对心身健康影响的研究进展［J］．中华护理教育，2006，3（3）130－132.
[25] 王永玲．护士职业心理素质现状及强化措施［J］．护理管理杂志，2005，5（8）.
[26] 周英．护士心理健康状况对护理管理者的启示［J］．现代临床护理，2003，2（3）.
[27] 蓝艳娜．护理职业性应激及其预防与控制［J］．职业卫生与应急救援，2005，23（2）.